重庆市沙坪坝区科学技术委员会科普资助项目

健康中国行之健康科普知识进农村丛书

老人常见病防治

总主编　杜亚明　刘怀清

主　审　刘怀清　刘祥平

主　编　徐新献　江领群

副主编　慈书平　祁俊菊　陈建荣

编　委（按姓氏笔画排序）

车小雯　田　绿　朱保锋　李　鑫　李兴升

吴佩毓　吴垣辕　陈金亮　周　婧　周裕婧

姚武位　倪竟全　窦　娟　潘　怡

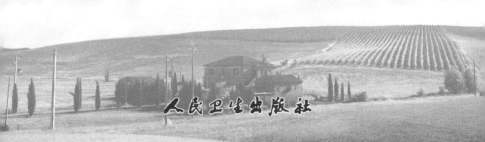

人民卫生出版社

图书在版编目（CIP）数据

老人常见病防治/徐新献，江领群主编．—北京：人民卫生出版社，2017

（健康中国行之健康科普知识进农村丛书）

ISBN 978-7-117-23566-2

Ⅰ．①老… Ⅱ．①徐…②江… Ⅲ．①老年病-常见病-防治 Ⅳ．①R592

中国版本图书馆 CIP 数据核字（2016）第 300510 号

老人常见病防治

主　　编：徐新献　江领群
出版发行：人民卫生出版社（中继线 010-59780011）
地　　址：北京市朝阳区潘家园南里 19 号
邮　　编：100021
E - mail：pmph @ pmph. com
购书热线：010-59787592　010-59787584　010-65264830
印　　刷：三河市潮河印业有限公司
经　　销：新华书店
开　　本：850×1168　1/32　**印张：**6
字　　数：106 千字
版　　次：2017 年 4 月第 1 版　2017 年 4 月第 1 版第 1 次印刷
标准书号：ISBN 978-7-117-23566-2/R · 23567
定　　价：18. 00 元
打击盗版举报电话：010-59787491　E-mail：WQ @ pmph. com
（凡属印装质量问题请与本社市场营销中心联系退换）

序

《健康中国行之健康科普知识进农村丛书》是“接地气，顺趋势，应民意，长知识”之作，此丛书是针对城乡居民及广大农村留守人群的健康卫生、心理疏导、权益保障、子女教育、老年疾病防治等方面科普知识宣传教育的书籍。此书是由医学专家编写，但对健康知识讲解、切贴百姓、通俗易懂、图文并茂，兼顾了我国当前城镇农村人群健康科普知识现状而撰写，可满足广大城乡居民、农民朋友对健康知识的渴求，适用于广大基层大众阅读、推广应用。

2016 年 8 月全国卫生与健康大会上，习近平总书记强调“没有全民健康，就没有全面小康”，因此启迪广大基层民众的健康思维，开启健康教育，就成为实现全民健康、提高人民大众科学素养的重要任务与责任。全民健康不仅要让基层的医疗水平普遍提高，也要以提高基层大众健康知识素养为基石；《健康中国行之健康科普知识进农村丛书》著书目的与国家卫计委践行“健康中国行——全民健康素养促进活动”不谋而合，为此次活动提供了优质而全面健康知识科普书籍。本丛书9本分册，有《常见疾病防治小妙招》《儿童常见疾病预防》《儿童卫生保健》《儿童心理疏导》《妇女卫生保健》《家庭急救知识》《老人常见病防治》《老人常见疾病的家庭康复》《老年残疾家庭护理》。本丛书知识全面具体，弘扬健康理念、传承科学思维，让普通百姓也可以拥有更多的渠道接受养生、防病、医疗方面的科学知识，贴合我国的社会发展现状、紧跟当代国人生活节奏的科普教育，必将在提高基层大众健康素养方面发挥重要的影响和作用。

王正国

中国工程院院士

2016年12月8日

前 言

我国是一个地大物博、人口众多的国家，目前是世界上老年人口最多的国家，占全球老年人口总量的五分之一，并且国民寿命延长，人口老龄化是21世纪中国的基本国情。据中国老龄科学研究中心《中国老龄事业发展报告（2013）》指出，2013年我国老年人口数量已2.02亿，老年化水平达到14.8%。预测到2026年，我国60岁以上老年人口将达到3亿，2037年超过4亿，2051年将达到最高峰，之后一直维持在3亿至4亿的规模。随着老龄化人口的增速，各种老年性疾病（主要是心脑血管疾病、慢性阻塞性肺疾病、糖尿病和恶性肿瘤）的发病率和死亡率呈明显上升趋势。由于老年性疾病存在“四高四低”特征（高发病率、高死亡率、高复发率、高医疗费用；低知晓率、低治疗率、低达标率、预防药物低使用率，致使老年性疾病已成为我国重要的公共卫生问题之一。如何应对和遏制老年性疾病的上升趋势是摆在当前的严峻挑战。目前我国处于城乡一体化发展的时代，农村还有

5000 万留守老人，老年人群还缺少科学防病治病行为。在防病治病方面也面临着新的宣传教育问题。所以有必要加强对老年人常见疾病防治知识的宣传、教育和指导，是一项重要的健康工程。

随着生活水平的日益提高，人们对生活质量的要求越来越高，健康问题越来越受到重视，对医学知识的需求也越来越迫切。其实许多常见病，只要自己懂得一定的医疗常识，完全可以做自己的医生，掌控自己的健康，做身体的主人。目前国内针对老年人常见疾病防治方面的科普书籍较少。因此，编写一本有关老年人常见疾病防治的科普书籍不仅可满足农村老人的实际需要，也适合城市居民阅读，以便老年人了解和普及老年人常见疾病的防治方面的知识，也有利于提升老年人对常见病防治的自我管理能力。

本书对高血压、冠状动脉粥样硬化性心脏病、脑卒中、糖尿病、骨质疏松症、肺炎、慢性阻塞性肺疾病、慢性胃炎、消化性溃疡、便秘、前列腺增生症、老年性痴呆、帕金森病等有关老年人常见疾病防治方面的知识进行详尽的介绍，具有科学新颖、内容丰富、通俗易懂的特点，是一本适合我国农民和居民老年人群阅读的科普读物。

在编写过程中，参考了近年国内外老年常见疾病防治方面的文献资料，并结合编者们多年从事老年疾病防治的实际经验来进行撰写，以保证本书实用性和可读性，旨在推出一本适合于农民和居民老年人群有关常见疾病防治的科普书籍。

由于我们学识水平有限，加之时间仓促，书中疏谬之笔在所难免，恳望广大读者批评指正。

徐新献

2016 年 11 月

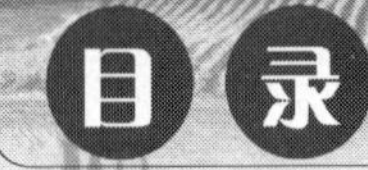

目录

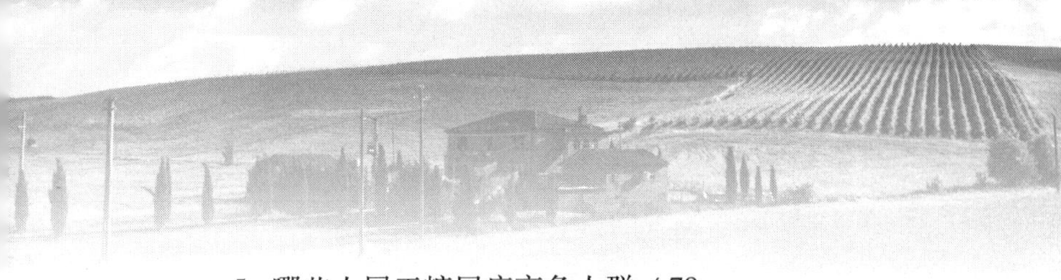

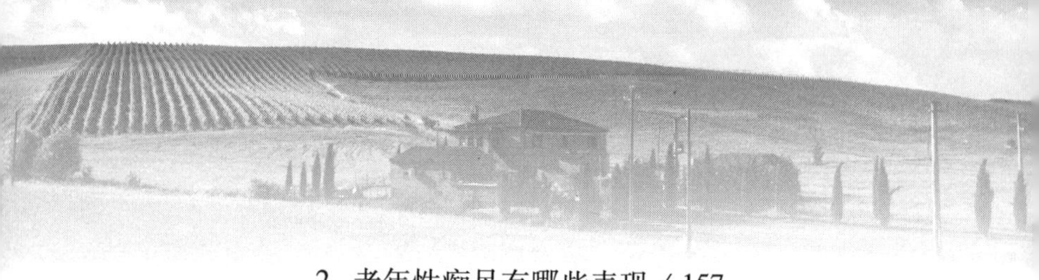

第一章

老年高血压

1. 老年高血压的标准是怎样的呢

很多人听说过“高血压”，但高血压到底是一种什么样的病，又似乎有些茫然。高血压的定义为：在未使用降压药物的情况下，非同日3次测量血压，收缩压≥140mmHg和（或）舒张压≥90mmHg。收缩压≥140mmHg和舒张压90mmHg为单纯性收缩期高血压。患者既往有高血压史，目前正在使用降压药物，血压虽然低于140/90mmHg，也诊断为高血压。

那么，老年高血压的标准是怎样的呢？目前我国将老年高血压的标准定为，年龄≥65岁、血压持续3次以上非同日坐位收缩压≥140mmHg和（或）舒张压≥90mmHg，可定义为老年高血压。若收缩压≥140mmHg，舒张压≤90mmHg，则定义为老年单纯收缩期高血压。

目前我国采用正常血压（收缩压<120mmHg和

舒张压＜80mmHg)、正常高值（收缩压120～139mmHg和/或舒张压80～89mmHg）和高血压（收缩压≥140mmHg和/或舒张压≥90mmHg）进行血压水平分类，适用于男性、女性，18岁以上任何年龄的成人。根据血压升高水平，又进一步将高血压分为1级、2级和3级（见表1-1)。

表1-1　血压水平分类和定义

分类	收缩压（mmHg）	舒张压（mmHg）
正常血压	＜120和	＜80
正常高值	120～139和/或	80～89
高血压：	≥140和/或	≥90
1级高血压（轻度）	140～159和/或	90～99
2级高血压（中度）	160～179和/或	100～109
3级高血压（重度）	≥180和/或	≥110
单纯收缩期高血压	≥140和	＜90

注：当收缩压和舒张压分属于不同级别时，以较高的分级为准。

值得注意的是，高血压是指在静息状态下动脉收缩压和/或舒张压增高（≥140/90mmHg)，常伴有脂肪和糖代谢紊乱以及心、脑、肾和视网膜等器官功能性或器质性改变。由于部分高血压患者并无明显的临床症状，高血压又被称为人类健康的“无形杀手”。因此提高对高血压病的认识，对早期预防、及时治疗有极其重要的意义。

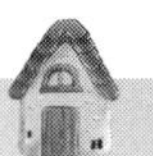

2. 高血压由哪些因素造成

从病因角度来讲，医学上将高血压分为两种类型，一种类型叫做原发性高血压，是以血压升高为主要临床表现伴或不伴有多种心血管危险因素的综合征，通常简称为高血压。绝大多数高血压患者属于原发性高血压，原发性高血压的病因目前还不太清楚，属于多种因素所致，与遗传及高盐饮食、肥胖、过量饮酒、吸烟、年龄增长等因素有关。另一种类型叫做继发性高血压，是指由某些确定的疾病或病因引起的血压升高，约占所有的高血压的5%。继发性高血压常见于肾实质性高血压（急慢性肾小球肾炎、糖尿病性肾病、多囊肾等）、肾血管性高血压（多发性大动脉炎、肾动脉纤维肌性发育不良、动脉粥样硬化等）、原发性醛固酮增多症、皮质醇增多症、嗜铬细胞瘤、肾素分泌瘤、甲状腺功能亢进症、妊娠高血压综合征等。

3. 长期高血压会给身体造成什么损害

高血压是一种慢性终生性疾病，患者相继引起心脏和血管等重要器官的损害。长期高血压引起的心脏改变是左心室肥厚和扩大；对全身小动脉病变主要是管腔内径缩小，导致心、脑、肾等重要器官组织缺血；并且长期高血压及伴随的危险因素可促进动脉粥样硬化的形成和发展，主要累及体循环大、中动脉。所以，长期高血压可直接造成心、脑、肾、眼底等人体重要器官的损害，并且高血压的一些致病因素，如肥胖、吸烟、高脂血症，以及糖尿病等伴随疾病共同作用，可导致心肌梗死、脑卒中等危及生命的心脑血管疾病或由此直接造成死亡（这种情况医学上常常称为心脑血管事件）。事实上，长期高血压可导致身体重要器官损害，可导致心脏和血管功能障碍，进而影响到全身其他器官的正常功能，导致一系列疾病，可发生心肌梗死、心力衰竭、脑卒中、肾衰竭，以及高血压眼底改变等（图 1-1 高血压导致重要器官损害）。

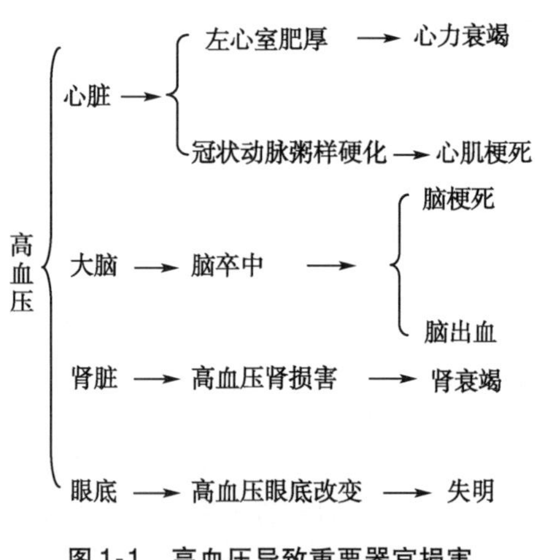

图 1-1　高血压导致重要器官损害

4. 高血压患者需重视心血管风险评估

在众多高血压患者心目中，患了高血压往往找医生看病时，问问医生血压数字高低，开药吃吃就算了事，甚至自己购买一台血压计，不需要医生的

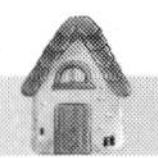

指导自己测测血压进行判断，干脆来个“久病成良医”。

其实，如果将高血压当做了解一下收缩压和舒张压的数字，只看看血压的高低，对其他一些危险因素不加以重视，这样做是十分不科学的。在高血压治疗决策中，不仅要考虑血压水平，不能只看血压高低，还要考虑其他危险因素，根据总体心血管风险决定治疗策略。基线心血管风险即为患者未来（常常为10年）发生急性心血管病事件的概率。要知道，高血压是一种以动脉血压持续升高为特征的进行性“心血管综合征”，常伴有其他危险因素、靶器官损害或临床疾患，在高血压诊治中须坚持多重危险因素综合干预的策略。高血压与很多心脑血管病相关，高血压并不是单独的疾病，而是一种“心血管综合征”，同时也是“生活方式病”。对于大多数高血压患者，高血压及血压水平并非是唯一决定心血管事件发生和预后的危险因素，还存在其他危险因素，也是决定高血压患者是否发生心血管事件和预后的重要指标。所以，高血压患者除了要关注血压数值高低外，还必须重视和积极防治伴随的危险因素，才能最大限度降低高血压的并发症与死亡率的总体危险，并改善预后。也就是说，对高血压患者，要重视心血管风险的评估和分层。高血压患者心血管风险水平分层详见表1-2。

表 1-2　高血压患者心血管风险水平分层
[据中国高血压防治指南（2010 版）]

其他危险因素和病史	血压（mmHg） 1 级高血压 收缩压 140 ~ 159 或舒张压 90 ~ 99	2 级高血压 收缩压 160 ~ 179 或舒张压 100 ~ 109	3 级高血压 收缩压≥180 或舒张压≥110
无	低危	中危	高危
1 ~ 2 个其他危险因素	中危	中危	很高危
不少于 3 个其他危险因素，或靶器官损害	高危	高危	很高危
临床并发症或合并糖尿病	很高危	很高危	很高危

注：高血压靶器官损害主要指左心室肥厚、颈动脉内膜增厚和肾功能受损（蛋白尿、肾小球滤过率降低或血清肌酐轻度升高），临床并发症则主要有脑血管病、心脏病、肾脏病、外周血管病、视网膜病和糖尿病等。

高血压患者的心血管风险分层是根据血压水平、心血管危险因素、靶器官损害、临床并发症和糖尿病等 4 个方面来确定的，通常医学上用一个人在未来 10 年内发生危及生命的心脑血管事件或由此导致死亡的概率大小来说明其危险程度，分为低危、中危、高危和很高危 4 个层次：低危（10 年随访中患者发生主要心脑血管事件，如脑卒中、心肌梗死等的危险 < 15%）、中危（10 年随访中发生主要心脑血管事件危

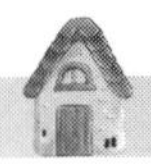

险约15%)、高危(10年随访中发生主要心脑血管事件危险20%~30%)和很高危(10年随访中发生主要心脑血管事件危险≥30%)。从表1-2可以见得，有时血压升高即使仅达到1级(轻度)，若与此同时合并其他危险因素和病史，存在临床并发症(如脑血管病、心脏病、肾脏病、外周血管病、视网膜病变)或合并糖尿病，则属于心血管风险很高危水平层次，比不伴有危险因素的3级高血压更危险；相反，虽然血压已达到2级(中度)或3级(重度)，若无其他危险因素和病史存在，其心血管风险也不在最高等级(很高危)；另外，3级高血压伴1项及以上危险因素，或合并糖尿病，或有临床心、脑血管病或慢性肾脏疾病等并发症，则属于心血管风险很高危水平层次。

此外，对于高血压患者，除了解高血压水平外，还有必要认识高血压的心血管危险因素。目前认为高血压的心血管危险因素主要有以下几个方面：①年龄：男性超过55岁，女性超过65岁。②吸烟。③糖耐量受损：餐后2小时血糖7.8~11.0mmol/L或空腹血糖6.1~6.9mmol/L。④血脂异常：总胆固醇不低于5.7mmol/L、低密度脂蛋白胆固醇超过3.3mmol/L或高密度脂蛋白胆固醇低于1.0mmol/L。⑤早发心血管病家族史[一级亲属(父母、子女、亲兄弟姐妹)发病年龄小于50岁]。⑥腹型肥胖(男性腰围不低于90cm、女性腰围不低于85cm)或肥胖(体重指数不低于28)。⑦高同型半胱氨酸不低于10μmol/L。琢磨以上7项危险因素，我们不难发现，这7项危险因素中除了年龄和早发心血管病家族史外，其余5项危险因素都是完全可以控制或可逆的，如戒烟限酒、低盐饮食、少吃肥腻高胆固醇食物、纠正不良生活方式，减肥、适当运动和控制糖尿病等。在血压达标的同时，控制上述危险因素可显著降低高血压患者的心血管事件风险。

因此，高血压患者的诊治不能只根据血压水平，必须对患者进行心血管风险的评估并分层。制定降压决策一定要依据整体的心血管风险，如果只依据血压目标值，则是“只见树木，不见森林”，因为决定预后的因素不仅是血压，还包括其他危险因素，因此要综合考虑。高血压患者的心血管风险分层，有利于确定启动降压治疗的时机，有利于采用优化的降压治疗方案，有利于确立合适的血压控制目标，有利于实施危险因素的综合管理。

5. 老年高血压有哪些特点

(1) 老年人单纯收缩期高血压较多见、脉压增大：老年人单纯收缩期高血压为老年高血压最为常见的类型，是大动脉粥样硬化的结果，在老年高血压人群中占60%以上。随着年龄增长，老年人单纯收缩期高血压发生率增加，同时脑卒中的发生率急剧升高。老年高血压患者通常出现单纯性收缩期高血压，舒张压正

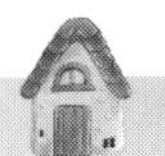

常，脉压差增大。老年人单纯收缩期高血压是指收缩压≥140mmHg，舒张压 <90mmHg。脉压是反映动脉弹性功能的指标。老年人收缩压水平随年龄增长升高，而舒张压趋于降低，脉压增大是老年高血压的重要特点。脉压 >40mmHg 视为脉压增大，老年人的脉压可达 50 ~ 100mmHg。在心脏跳动一次的过程中，血压具有波动性，心收缩压和舒张压分别代表血压波动的两个极端值，收缩压与舒张压之差称为脉压，脉压正常值在 30 ~40mmHg 之间，也就是说脉压差通常在 30 ~40mmHg 之间。脉压增大就是收缩压升高，舒张压降低的情况。脉压增大不仅是老年人单纯收缩期高血压的一个重要特征，也是反映动脉损害程度的重要标志。老年人脉压与总病死率和心血管事件呈正相关，比收缩压或舒张压更能预测心血管事件的发生。

（2）老年人高血压的血压波动范围较大：随着年龄增长，老年人压力感受器敏感性降低，而动脉壁僵硬度增加，血管顺应性降低，使老年人高血压患者的血压更易随情绪、季节和体位的变化的而出现血压波动范围较大，特别是收缩压波动幅度较大。血压在短时间内急剧波动时，则明显增加发生心脑血管事件的危险。老年高血压患者一天内血压波动范围可在 40/20mmHg 以上。老年人血压波动幅度大，进一步增加了降压治疗的难度，因此需谨慎选择降压药物。

（3）老年高血压患者清晨高血压者增多、高血压

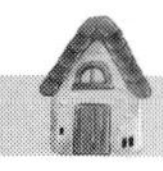

合并体位性低血压和餐后低血压患者增多：

1）老年人清晨高血压指老年患者清晨醒后1小时内的家庭自测血压或起床后2小时的动态血压记录≥135/85mmHg，或早晨6：00～10：00的诊室血压≥140/90mmHg。清晨高血压的发生率在年龄40～79岁者为19.4%，80岁及以上者为21.8%。大家知道，清晨是心脑血管事件的高发时间，而血压升高是促发心脑血管事件的重要因素。从发生机制上来讲，清晨时交感活性增加，儿茶酚胺类收缩血管物质水平升高；肾素-血管紧张素-醛固酮系统激活，且糖皮质激素分泌增加，这些因素共同增加了清晨高血压的风险。

2）体位性低血压是指在改变体位为直立位的3分钟内，收缩压下降大于20mmHg或舒张压下降大于10mmHg，同时伴有低灌注的症状，如头晕或晕厥。体位性低血压在年龄65岁及以上人群总体患病率可达20%～50%，而老年人高血压合并体位性低血压的患者的比例更高。发生体位性低血压的主要原因是，老年人因衰老导致心血管系统退行性改变，调节血压的压力感受器敏感性减退、血管顺应性因动脉粥样硬化而降低、心率反应减弱；其次，一些引起血容量不足的系统性疾病、自主神经功能障碍疾病也可引起体位性低血压；此外，常用的抗高血压药物、抗精神病药物、三环类抗抑郁药物、抗肿瘤药物等在使用过程中也可引起体位性低血压。

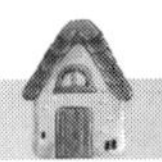

3）老年餐后低血压是指餐后2小时内每15分钟测量血压1次，与餐前比较收缩压下降大于20mmHg；或餐前收缩压在100mmHg或以上，但餐后小于90mmHg；或虽餐后血压仅有轻微降低，但出现心脑缺血症状（心绞痛、乏力、晕厥、意识障碍）。餐后低血压在我国住院老年患者中为74.7%，在居家护理的老年人中患病率为24%~36%。餐后低血压的发生机制主要为餐后内脏血流量增加，回心血量和心输出量减少；调节血压的压力感受器敏感性减低，交感神经代偿功能不全；餐后具有扩血管作用的血管活性肽分泌增多。

（4）老年高血压患者常见血压昼夜节律异常：长期以来，人类为适应自然界的变化，昼夜交替，养成了日出而作、日落而息的生活习惯。正常情况下，人体血压在每天24小时内也有自然节律，血压呈节律性波动，血压变化的昼夜节律特征是“白天高，夜间低”，在夜间血压水平较低，清晨醒后血压开始升高，而在白天醒着和活动时血压变化比较平稳。正常健康人24小时血压变化规律呈“两峰一谷”状，如果将一天的血压波动连成一条蜿蜒起伏的双峰低谷曲线，其形态像吃饭用的长柄勺，即长柄勺型（见图1-2）。白天血压维持在较高水平，晚上8时起血压逐渐下降，至2~3时降至最低谷，随着清晨觉醒前后心血管系统功能活动增强，凌晨血压又复上升，至6~8时达到最高峰，即血压晨峰，随后血压波动在较高水平，直至16 ~18 时出现第二个高峰，以后逐渐下降。通常第二高峰要低于第一高峰。这种昼夜节律变化可使心、脑、肾等脏器夜间得以“休息”，属于正常的生理调节。

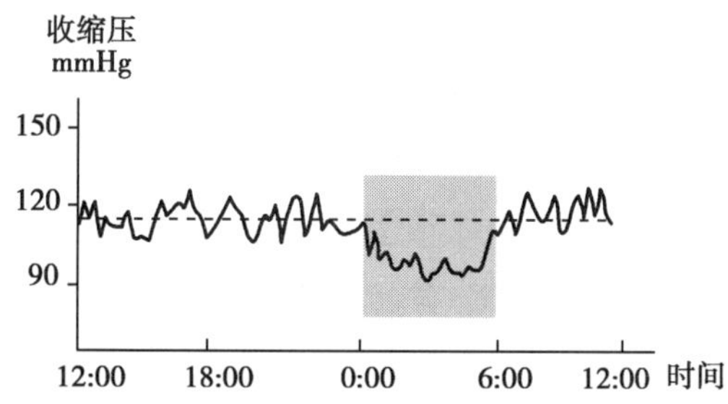

图 1-2　正常血压者 24 小时收缩压节律变化轨迹，血压呈现“两峰一谷”

注：图中阴影部分为凌晨血压下降，低于白天的平均血压水平（虚线），与白天的血压相比分别呈现为高与低的“勺和柄”。

根据夜间血压下降幅度可将血压昼夜节律类型分为 4 型（图 1-3）：①勺型：即夜间血压下降幅度超过日间血压的 10% ~20%（也就是正常血压昼夜节律模式）；②非勺型：夜间血压下降幅度 <10%；③反勺型：夜间血压水平高于日间血压；④超勺型：夜间血压下降幅度 >20%。老年高血压患者的血压昼夜节律存在明显异常的特征，多数表现为非勺型（夜间血压下降幅度 <10%）和反勺型（夜间血压水平高于日间

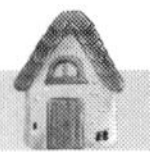

血压），并且随年龄增长血压昼夜节律异常率高。

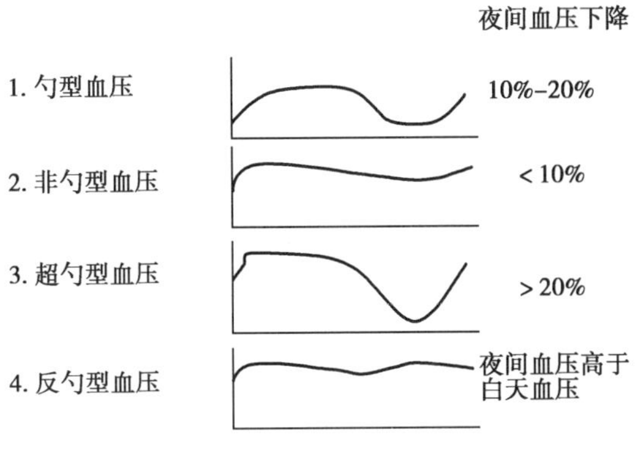

图 1-3 血压昼夜节律类型

血压的昼夜节律变化，除了活动、环境（温度、湿度）、情感状况（焦虑、愤怒）、膳食成分及作息时间（睡眠、觉醒）等因素影响外，还受到交感、迷走神经之间的昼夜节律变化以及个体固有节律调节等影响因素的调节。正常情况下，白昼交感神经占主导地位，人活动量大，血压波动范围大；而夜间睡眠时迷走神经张力增高，对外界反应性下降，夜间血压波动范围小，这有利于机体适应活动和保护心血管功能。对于老年高血压患者，血压昼夜节律异常与老年人动脉硬化、血管壁僵硬度增加和血压调节中枢功能减退有关。并且，老年人随着年龄的增长，昼夜血压正常节律逐渐弱化，增龄使老年患者的各种重在脏器功能与内分泌腺功能衰退，睡眠-觉醒循环发生改变，自主神经活动紊乱，对血压的调节能力下降，增龄也是影响血压昼夜节律异常的一个重要因素。

老年高血压患者血压昼夜节律异常的发生率高，并与发生心脑血管事件密切相关，使心、脑、肾等靶器官损害（心肌肥厚、脑卒中、肾衰竭等）的危险增加。血压昼夜节律消失提示夜间交感神经张力高，夜间血压持续升高，使血管长时间处于过重负荷，容易导致和加重心、脑、肾等靶器官损害。

（5）白大衣高血压增多：白大衣高血压指患者仅在诊室内测得血压升高而诊室外血压正常的现象。白大衣高血压的发生率约13%，发病原因主要为患者在医疗环境中精神紧张，交感神经兴奋性增高，进而使血压升高；其次与基础疾病如血脂、血糖等代谢紊乱等有关。

（6）假性高血压增多：假性高血压指袖带法所测血压值高于动脉内测压值的现象（收缩压升高≥10mmHg或舒张压升高≥15mmHg），可见于正常血压或高血压老年人。假性高血压多见于动脉严重钙化的老年人，也常见于糖尿病、尿毒症患者。患病率1.7%～50.0%，有随增龄而增加的趋势。假性高血压是动脉顺应性下降和动脉僵硬度增高的结果，周围肌性动脉由于动脉粥样硬化进展，袖带内必须有更高的压力压迫动脉，从而表现为袖带测压高于直接测量血压，出现血压测量值假性升高。

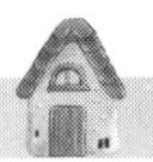

(7) 老年高血压患者多种疾病共存，并发症较多：老年人高血压常与多种疾病并存，如心脏疾病（心肌梗死史、心绞痛、冠状动脉血运重建史、慢性心力衰竭）、脑血管病（脑出血、缺血性脑卒中、短暂性脑缺血发作）、肾脏疾病（糖尿病肾病、肾功能受损）、糖尿病、高脂血症等疾病，并且这些共存疾病相互影响，使病情更加复杂。老年高血压患者常并发冠心病、心力衰竭、脑卒中、肾衰竭等并发症，这与血压密切相关，老年高血压患者若血压长期控制不理想，更易发生心、脑、肾等靶器官损害。

6. 老年高血压患者的治疗目标和降压目标是什么

首先，我们不妨先了解老年高血压患者的治疗目标。高血压的治疗目标不仅仅是为了降低血压，更重要的是为了防止高血压造成身体重要器官的损害。目前公认的老年高血压患者的治疗目标是：最大限度地降低心血管并发症及发生死亡的危险；需要治疗所有可逆性心血管危险因素、亚临床靶器官损害及各种并存的临床疾病。

那么，老年高血压患者的降压目标值又是什么呢？可从下面几点来了解：

(1) 对于老年高血压患者，起始治疗血压值定为血压超过150/90mmHg。

(2) 对于老年高血压患者，降压目标值分为3种不同情况对待处理：年龄65岁以上患者，血压应降至

150/90mmHg 以下，如能耐受可进一步降至 140/90mmHg 以下。老年人高血压合并糖尿病、冠心病、心力衰竭和肾功能不全患者降压目标应降至 140/90mmHg 以下。对于 80 岁以上的高龄老年患者的降压目标值为 150/90mmHg 以下，目前尚不清楚老年高血压降至 140/90mmHg 以下是否有更大获益；但年龄 80 岁以上的高龄老年患者一般情况下不宜低于 130/60mmHg。

（3）对于老年高血压患者，降压治疗应强调收缩压达标，同时避免过度降低血压；在患者能耐受降压治疗的前提下，逐步降压达标，避免过快降压。对于降压耐受性良好的患者应积极进行降压治疗。

7. 老年高血压患者的治疗原则是怎样的

（1）治疗前应分别测量卧位、立位血压，以排除体位性低血压，治疗依据立位血压。治疗过程中也应监测卧位、立位血压，注意是否有体位性低血压的发生。

（2）对于老年高血压患者，降压治疗应强调收缩压达标，同时避免过度降低血压；在患者能耐受降压治疗的前提下，逐步降压达标，通过3～4 周甚至2～3 个月达标，避免过快降压。老年人生理病理与药物代谢等与青年人不同，所以老年人用药时应开始从小剂量及缓慢增加为原则。应用降压药物应从小剂量开始，降压速度不宜过快，应逐步降压，密切观察药物反应。

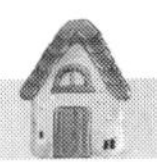

特别是对于合并双侧颈动脉狭窄≥70%并有脑缺血症状的患者，降压治疗应慎重，不应过快、过度降低血压。

(3) 目前常用的5类降压药物，包括钙通道阻滞剂、血管紧张素转换酶抑制剂、血管紧张素受体阻滞剂、利尿剂和β受体阻滞剂，以及由上述药物组成的固定配比复方制剂，均可选用。此外，α受体阻滞剂或其他种类降压药有时亦可应用于某些高血压人群。注意α受体阻滞剂由于会出现体位性低血压，不适合作为治疗老年高血压的一线药物，仅适用于高血压伴前列腺增生排尿障碍的患者，睡前服用，最好使用控释制剂。

(4) 最好选用长效降压药，保持24小时平稳降压，并能防止从夜间较低血压到清晨血压突然升高而导致的猝死、脑卒中和心脏事件。

(5) 为使降压效果增大而不增加不良反应，多采用小剂量两种或两种以上药物联合治疗。观察药物治疗效果的周期应稍长，一般1~2周再调整药物剂量，而随诊周期应缩短，以随时观察药物的治疗效果。老年高血压病患者应用降压药物时，要注意各类降血压药的作用和不良反应以及药物间的相互作用。要注意老年人肝肾功能减退，药物在体内半衰期往往延长，因此药物在体内容易蓄积。

(6) 收缩压高而舒张压不高甚至低的单纯收缩期

高血压患者治疗有一定难度。如何处理目前没有明确的证据。参考建议：当舒张压<60mmHg，如收缩压<150mmHg，则观察，可不用药物；如收缩压150～179mmHg，谨慎用小剂量降压药；如收缩压≥180mmHg，则用小剂量降压药。降压药可用小剂量利尿剂、钙通道阻滞剂、血管紧张素转换酶抑制剂、血管紧张素受体阻滞剂等。用药中密切观察病情变化。

（7）注重多重危险因素的综合治理，如降压同时治疗糖尿病、血脂异常和冠心病等。治疗因人而异，注重个体化治疗。

（8）老年冠心病患者舒张压不宜小于60mmHg。

8. 为什么老年高血压降压时不能过快

老年人患有高血压时，当血压突然升高时，有时老年人会盲目加大降压药物剂量，如将口服降压药从平时的1片增加为几片一次性服用，以为降压越快就越好，这是很危险的。

如果自行盲目将血压降得过快，往往带来不良后果。一方面，血压降得过快有引发脑卒中（即民间说的“中风”）的危险，这是因为，血压降低过快可反射引起脑血管痉挛，或使血流速度减慢而导致局部凝血因子增加，特别是血小板聚集（沉积在血管壁上），可诱发缺血性脑卒中；另一方面，如果血压降得太快，会影响脑部血液供应，可使脑组织血流灌注不足，也可导致缺血性脑卒中发生及引起体位性低血压等不良

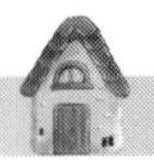

反应。特别是，老年患者多有颈动脉或脑动脉硬化、狭窄，过快和过低降压可使脑供血锐减，甚至诱发脑卒中。

所以说，老年人高血压使用降压药物时，不宜使用降压作用过猛、降压幅度过大的药物，更不可自行盲目加大降压药物剂量，或无规律使用多种降压药物，以避免血压降得太快、太猛，否则欲速则不达，发生不良后果。当血压升高时，最好及时到医院就诊，在医生的指导下用药。

9. 老年高血压常用几类降压药物使用时应注意的事项

治疗老年高血压的理想降压药物应符合以下条件：①平稳、有效；②安全，不良反应少；③服药简便，依从性好。目前常用的钙通道阻滞剂、血管紧张素转换酶抑制剂、血管紧张素Ⅱ受体阻滞剂、利尿剂和β受体阻滞剂等5类降压药物均可用于老年高血压的治疗，以及由上述药物组成的固定配比复方制剂，也可选用。老年人使用利尿剂和长效钙通道阻滞剂降压疗效好、副作用较少，推荐用于无明显并发症的老年高血压患者的初始治疗。若患者已存在靶器官损害，或并存其他疾病或心血管危险因素，则应根据具体情况选择降压药物。此外，α受体阻滞剂由于会出现体位性低血压，不适合作为治疗老年高血压的一线药物，仅适用于高血压伴前列腺增生排尿障碍的患者。老年

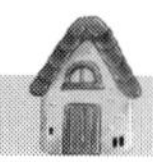

高血压患者在使用以上几类常用降压药物时，应了解各类药物特点及其不良反应，需注意以下问题：

（1）钙通道阻滞剂：常用药物有硝苯地平、尼莫地平、非洛地平、氨氯地平、拉西地平等。钙通道阻滞剂降压疗效好，作用平稳，无绝对禁忌证，与血管紧张素转换酶抑制剂、血管紧张素Ⅱ受体阻滞剂、利尿剂和β受体阻滞剂等4类常用降压药物均可联合使用。钙通道阻滞剂是通过阻断钙离子进入血管平滑肌而使血压下降，它不会直接影响心、脑、肾的血流。该类药物同时有抗心绞痛的作用，特别适用于合并有冠心病的高血压患者；对糖、脂代谢无不良影响，不会引起高尿酸血症，更适用于糖尿病与代谢综合征患者的降压治疗；降压作用不受高盐饮食影响，尤其适用于盐敏感性高血压；对于低肾素活性或低交感活性的患者疗效好。长效钙通道阻滞剂的副作用较少，主要不良反应包括外周水肿、头痛、面色潮红、便秘等。此外注意，钙通道阻滞剂对心肌、窦房结功能、房室传导、外周动脉和冠状循环的作用存在明显差异。硝苯地平、维拉帕米与地尔硫䓬应避免用于左室收缩功能不全的老年高血压患者，存在心脏房室传导功能障碍或病态窦房结综合征的老年高血压患者应慎用维拉帕米、地尔硫䓬。

（2）利尿剂：常用药物有氢氯噻嗪（双氢克尿噻）、安体舒通、氨苯蝶啶、吲哒帕胺等。利尿剂作为

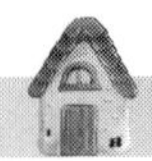

老年人高血压联合用药时的基本药物，多用于老年高血压患者的初始及联合治疗，可用于治疗老年单纯收缩期高血压，特别适用于合并心力衰竭、水肿的老年高血压患者。利尿剂的不良反应呈剂量依赖性，不主张单独使用大剂量利尿剂用于降压治疗。老年高血压患者使用利尿剂应从小剂量开始（如氢氯噻嗪每天6.25～12.5mg），肌酐清除率 $<30ml/min/1.73m^2$ 的患者应使用袢利尿剂如托拉塞米或呋塞米等。长期使用利尿剂可导致电解质紊乱（低血钾、低血钠、低血镁）、糖和脂代谢异常、高尿酸血症及可能影响肾脏血流灌注（氮质血症）等，需监测肾功能及电解质的变化，预防发生低钾血症和高尿酸血症。

（3）血管紧张素转换酶抑制剂：常用药物有卡托普利、依那普利、培哚普利、贝那普利、福辛普利、雷米普利等。血管紧张素转换酶抑制剂对于高肾素活性的高血压患者具有良好的降压疗效及具有明确肾脏保护作用，适用于伴有冠状动脉疾病、心肌梗死、心绞痛、左心功能不全、糖尿病、慢性肾脏疾病或蛋白尿的老年高血压患者。血管紧张素转换酶抑制剂对糖、脂代谢无不利影响，不增加心率、不影响心排血量，副作用较少；主要不良反应包括咳嗽、皮疹，少部分患者可出现味觉异常、肾功能恶化；偶见血管神经性水肿，重者可危及生命。在用药过程中需要密切监测血钾及血肌酐水平的变化。老年患者常存在动脉粥样

硬化性肾血管疾病或其他肾脏病病变，需要使用血管紧张素转换酶抑制剂和血管紧张素Ⅱ受体阻滞剂治疗的老年患者，需除外双侧重度肾动脉狭窄。

（4）血管紧张素Ⅱ受体阻滞剂：常用药物有氯沙坦、缬沙坦、厄贝沙坦、坎地沙坦、替米沙坦等。其降压及肾脏保护作用与血管紧张素转换酶抑制剂相似，咳嗽等副作用较少，血管神经性水肿罕见，尤其适用于不能耐受血管紧张素转换酶抑制剂咳嗽等副作用的患者。与血管紧张素转换酶抑制剂类似，有双侧重度肾动脉狭窄老年患者，不宜使用血管紧张素Ⅱ受体阻滞剂。

（5）β受体阻滞剂：常用药物主要有美托洛尔、比索洛尔、阿替洛尔等。虽然近年对β受体阻滞剂在降压治疗中的地位存在争议，在老年人高血压病治疗中不作为首选药物，如无禁忌证，仍推荐作为高血压合并冠心病、慢性心力衰竭老年患者首选药物。但应用时最严重的问题是该药可引起心动过缓性心律失常、左室功能不全及支气管痉挛，故β受体阻滞剂禁用于病窦综合征、Ⅱ度及Ⅱ度以上房室传导阻滞、支气管哮喘的患者。老年人常存在心动过缓、窦房结功能异常，应根据适应证决定是否使用β受体阻滞剂及用量。长期大量使用可引起糖、脂代谢紊乱。

（6）α受体阻滞剂：一般不作为老年高血压患者的一线用药。有症状的前列腺增生症的老年高血压可

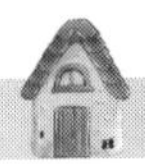

选用α受体阻滞剂（常用药物有特拉唑嗪等）。最主要的不良反应是体位性低血压，治疗时应从小剂量开始、睡前服用，同时注意防止体位性低血压，根据患者对治疗的反应逐渐增加剂量。

10. 传统复方降压药物真的价廉物美吗

对于降压0号（复方利血平氨苯蝶啶片）、复方降压片（复方利血平片）、珍菊降压片、复方罗布麻片等传统复方降压药物，降压作用确切、价格便宜，直到今天仍是许多高血压患者必备之品，可以说是治疗高血压的经典老药，百姓皆知，但真的价廉物美吗？这些传统复方降压药物属于复方制剂，将几种药物小剂量地联合在一起，可以获得较好的降压效果。这些传统复方降压药物虽然有效又便宜，但其不良反应也不容忽视，要加倍小心其组成成分的禁忌证和可能的不良反应。

（1）认识传统复方降压药物的真面孔

1）降压0号和复方降压片：降压0号由利血平0.1mg+利尿剂氢氯噻嗪、氨苯蝶啶各12.5mg+硫酸双肼屈嗪12.5mg共4种成分组成。对于一般的高血压患者，降压0号控制血压有效率较高，对于老年人及有多种疾病共存的高血压患者，也有一定效果。但需要特别注意的是，降压0号的组成成分中，利血平有引起心动过缓、抑郁、消化道出血的不良反应；利尿剂有低血钾、胰岛素抵抗和增加痛风的缺点；硫

酸双肼屈嗪有增加左室肥厚的风险。所以，还得注意合理使用，以规避不良反应。患有心动过缓、抑郁症、痛风、糖尿病的患者，不宜使用降压0号。

复方降压片主要成分是利血平0.032mg、氢氯噻嗪3.1mg、盐酸异丙嗪2.1mg、硫酸双肼屈嗪4.2mg。复方降压片的不良反应与降压0号类似。

2）珍菊降压片：珍菊降压片主要成分是可乐定0.03mg、氢氯噻嗪5mg，属于中西药结合复方制剂，其中所含中枢性降压药可乐定、利尿药氢氯噻嗪，两者合用有协同降压作用；所含的野菊花和珍珠粉可减轻可乐定引起的口干、嗜睡、头晕等不良反应；所含槐花米的有效成分为芦丁，有改善血管通透性和毛细血管脆性的作用。适用于轻中度的高血压患者。需要注意的是，高血压伴糖尿病或糖耐量减低、血脂异常者以及孕妇应慎用珍菊降压片，痛风或高尿酸血症患者禁用。有脑血管病变、近期心肌梗死、深静脉栓塞者也要慎用。中老年男性患者服用后可能发生性功能障碍，一经发现，应立即停用。在治疗过程中，不要随意加大剂量，长期服用要定期监测肝肾功能和电解质等。

3）复方罗布麻片：复方罗布麻片也是中西药结合复方制剂，由胍乙啶、肼屈嗪、氢氯噻嗪及少量镇静催眠药，加上中药罗布麻、野菊花、汉防己等组成。3种西药胍乙啶、肼屈嗪、氢氯噻嗪可协同降压，中药

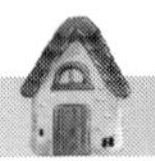

野菊花可减轻胍乙啶引起的头晕等不良反应。本药所含的氢氯噻嗪量较少，对血脂影响不大。但对老年人，尤其合并糖尿病时，由于神经调节功能差，容易发生体位性低血压，使用过程中要警惕体位性低血压。

(2) 对传统复方制剂的应用评价

我国常用的传统复方制剂，如降压0号（复方利血平氨苯蝶啶片）、复方降压片（复方利血平片）、珍菊降压片、复方罗布麻片等，尽管其组成成分的合理性有些争议，但其有明确的降压作用且价格低廉，仍可作为基层（尤其对经济欠发达的农村地区）降压药的一种选择。我国经济发展不平衡，降压药物的应用是长期甚至是终身的，要充分考虑到高血压患者长期药物治疗的经济承受力。降压药选择的范围很宽，应根据病情、经济状况及患者意愿，选择适合的治疗药物。不过，要认识到，比起传统复方制剂不良反应多的缺点，目前新一代的降压药包括钙通道阻滞剂（如氨氯地平、非洛地平、拉西地平）、血管紧张素转换酶抑制剂（如卡托普利、依那普利、培哚普利、贝那普利、福辛普利、雷米普利）、血管紧张素Ⅱ受体阻滞剂（如氯沙坦、缬沙坦、坎地沙坦、厄贝沙坦、替米沙坦）、利尿剂（如氢氯噻嗪、吲哒帕胺）和β受体阻滞剂（如美托洛尔、比索洛尔）等5类降压药物，对高血压患者则更安全、更有益。大量循证医学的实践证实，新一代的降压药除了降压作用外，多对防止动脉硬化的进展，心、脑、肾功能的保护，心房颤动的预防，降低糖尿病的发生，逆转左室肥厚，防止心血管事件的发生等方面发挥不同程度的有益作用，且不良反应小。因此，只要经济状况可以承受，还是推荐主张单独或组合使用上述新一代5类降压药物。如果经济条件较差，对药价方面不能承受，传统复方制剂仍然可以使用，但应对其可能发生的不良反应做到心中有数，经常复查血压、定期体检。

11. 老年高血压患者在日常生活中有哪些注意事项

高血压是老年人最常见的慢性病之一，高血压的治疗方案包括调整生活方式、健康教育和药物治疗等三种手段，是高血压治疗的“三套车”，强调综合治疗，才能降服高血压这个“恶魔”。得了高血压如果仅信药物的神灵，是不科学的做法，其实非药物治疗是老年高血压治疗的基本措施，包括纠正不良生活方式和不利于身心健康的行为和习惯，如限制食盐摄入、进行有氧运动、调整饮食结构、限酒、戒烟、适当减轻体重和保持心理平衡、避免情绪波动等，这对防治老年高血压都是有益的。那么老年高血压患者在日常生活中有哪些注意事项呢？不妨从以下几个方面加以注意：

(1) 减少食盐（钠盐）的摄入：膳食中过量摄入食盐可增加高血压发病的风险，由于老年人群中盐敏感性高血压更为常见，限制食盐摄入更为重要。当过

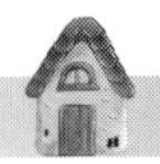

量的食盐进入血液后，血液中的钠浓度快速升高，这时血管外的肌肉组织中的水分会大量进入血管内，补充到血液中，增加了血液总量，随之增大血液对血管壁的压力，也就是血压升高。建议每日摄盐量应少于6g，高血压患者的摄盐量应更低，最好每日5g以下。但也应小心过度严格限制盐导致低钠对老年人的不利影响。老年人（特别是高龄老年人）过于严格的控制饮食及限制食盐摄入可能导致营养障碍及电解质紊乱（如低钠血症），应根据患者具体情况选择个体化的饮食治疗方案。

（2）调整膳食结构：鼓励老年人摄入多种新鲜蔬菜、水果、鱼类、豆制品、粗粮、脱脂奶及其他富含钾、钙、膳食纤维、多不饱和脂肪酸的食物。控制总热量摄入并减少膳食脂肪及饱和脂肪酸摄入，饮食中脂肪含量应控制在总热量的25%以下，饱和脂肪酸的量应在7%以下。限制动物脂肪和胆固醇的摄入，主要食用植物油，这样不仅有利于预防动脉粥样硬化，也便于控制血压。摄入适量蛋白质，除谷物提供的蛋白质外，还应给予牛奶、瘦肉、鱼类等食物。同时，多食富含钾的食物，如蔬菜、水果，以补充维生素，保证大便通畅。一定量的钾、钙摄入可降低老年人心血管系统对钠盐的敏感性，从而降低血压。

（3）戒烟及避免吸入二手烟：吸烟给人体带来害处，这是因为，烟雾中的尼古丁属于有害化学物质，吸入人体后，迅速进入血液，可直接引起血管收缩、血压升高。吸烟及二手烟增加发生高血压的危险、降低老年高血压患者的血管弹性、促进动脉粥样硬化斑块的进展，增加心脑血管事件发生率及病死率。

(4) 限制饮酒：长期过量饮酒，会使肝细胞降解能力下降，从而使引起血管收缩的多种激素不能被降解，导致血管收缩，出现血压升高，所以高血压患者应限制饮酒。老年人应限制酒精摄入，不鼓励老年人饮酒。饮酒者男性每日饮用酒精量 <25g，女性每日用酒精量 <15g。小至中等量饮酒不影响甚至降低血压，每日摄入酒精量 >30g 者，随饮酒量增加血压升高、降压药物疗效降低。

计算公式：纯酒精量(g) = 饮酒量(ml) ×酒精度数(%) ×0.8

(5) 适当减轻体重：中国成人正常体重指数(BMI) 为 18.5 ~23.9，体重指数≥24 为超重，体重指数≥28 为肥胖。对于老年高血压患者，建议将体重指数控制在 25 以下。高血压患者体重指数降低可改善胰岛素抵抗、糖尿病、血脂异常和左心室肥厚。过快、过度减轻体重可导致体力不佳影响生活质量，甚至导致抵抗力降低而易患其他系统疾病。因此，老年人应鼓励适度减轻体重而非短期内过度降低体重。

(6) 运动要适度，睡眠要充足：老年高血压患者应做到起居有时，适当活动，劳逸结合，睡眠充足。

有规律的科学的生活方式可以维持血压平稳；劳累过度可使血压升高，病情加重。运动有助于减轻体重和改善胰岛素抵抗，提高心血管系统调节能力，有助于降低血压。老年高血压患者可根据个人爱好和身体状况选择适合并容易坚持的运动方式，如快步行走，一般每周3～5次，每次30～60分钟。运动方式更应因人而异，需结合患者体质状况及并存疾病等情况制定适宜的运动方案。老年人每天应保证8～9小时的充足睡眠。

（7）精神要愉快，情绪要稳定：为什么高血压患者要讲究精神愉快、情绪稳定呢？这是因为，人体存在交感和副交感神经系统，这个系统具有“双向调节作用”，而交感神经和副交感神经的作用相反。在精神紧张时，交感神经就会兴奋，会使心跳加快、血管收缩、血压升高；当处于安静、休息时，副交感神经就会兴奋，会使心跳减慢、血管舒张、血压下降。如果人长期处于精神紧张、甚或焦虑、压抑状况下，交感和副交感神经系统的“双向调节作用”会发生错乱，此时交感神经兴奋，副交感神经抑制，人体血压就长期保持在高水平，带来隐患。因此，不良的情绪可使心跳加快，血压升高，所以，老年高血压病患者要保持平静的心态，避免精神紧张和情绪激动，保持精神愉快、心理平衡和生活规律。

（8）服用降压药物过程中动作须缓慢：老年高血

压患者服用降压药物过程中，坐起、站起时，动作应尽量缓慢。由于老年人容易产生体位性低血压，因此，在服用降压药物治疗中由平卧改为直立位而出现头晕、目眩时，提示有体位性低血压的可能，要多加小心。

（9）服饰穿戴宜宽松：老年高血压患者的服饰穿戴，最好穿纯棉衣物，透气性好，既轻松，又舒适。衣裤以柔软宽松为好，不可过于紧小。裤带、领带不可扎得过紧，以免引起血压波动。

第二章

老年冠心病

1. 动脉粥样硬化离冠心病多远

通常所说的冠心病是冠状动脉粥样硬化性心脏病，指冠状动脉粥样硬化使血管管腔狭窄或阻塞，或（和）因冠状动脉功能性改变（冠状动脉痉挛）导致心肌缺血缺氧或坏死而引起的心脏病，统称为冠状动脉性心脏病，简称冠心病，亦称缺血性心脏病。

冠状动脉给心脏提供营养和氧，它起于主动脉根部，分为左、右冠状动脉。左冠状动脉的血液主要营养左半侧心脏，而右冠状动脉的血液主要营养右半侧心脏。正常冠状动脉管壁平滑，管腔大小正常，血液容易流过。一些危险因素包括吸烟、血脂异常、高血压、糖尿病及肥胖等可以导致冠状动脉内皮损伤，血液中的脂质颗粒容易聚集于这些损伤部位，先形成脂肪沉积，继而形成粥样斑块，即是冠状动脉粥样硬化。通常所说的冠心病，就是由于冠状动脉粥样硬化造成管腔狭窄或者闭塞，导致心肌缺血或坏死的一种心脏病。那么，有了冠状动脉粥样硬化，就容易患有冠心病吗？要知道，人体内动脉血管最容易产生粥样硬化的部位是冠状动脉，冠状动脉粥样硬化继续发展会导致冠心病的发生。但冠状动脉粥样硬化及冠心病的发作，主要取决于冠状动脉粥样硬化导致的管腔狭窄及心肌缺血程度。一般来说，单纯冠状动脉粥样硬化不会引起症状。如果冠状动脉粥样硬化继续发展，斑块逐步增大向血管腔内隆起，管腔逐渐变窄，管径狭窄。若管径狭窄大于50%，则可确诊为冠心病。若管径狭窄达75%以上，则可发生心绞痛、心肌梗死、心律失常，甚至猝死。

冠心病的发生过程可简单理解如下：各种危险因素→冠脉内皮损伤→脂质沉积→冠状动脉粥样硬化→管腔狭窄→管腔狭窄加重（>50%）→冠心病。

值得一提的是，老年冠心病冠脉病变常为多支血管病变，病变程度严重，复杂病变、弥漫病变、钙化病变多，陈旧心肌梗死多，左室功能受累多。随着年龄增加，老年冠心病发生率有增高的趋势，增龄是冠心病发生的独立危险因素。

2. 冠心病有哪些类型

早前，根据冠状动脉粥样硬化部位、程度、范围、发展速度与临床表现的不同，将冠心病分为无症状性心肌缺血（隐匿型冠心病）、心绞痛、心肌梗死、缺血性心肌病、心脏性猝死等5个类型：

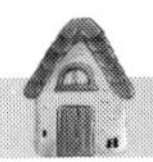

(1) 无症状性心肌缺血：本类型是无临床症状，客观检查有心肌缺血表现的冠心病，亦称为隐匿型冠心病。但具有某些冠心病易患因素，如高脂血症、高血压、糖尿病等；或静息或负荷试验时，有心电图 ST 段压低、T 波低平或倒置；放射性核素心肌显像示缺血表现；或冠状动脉造影显示有 50% 以上固定性狭窄病变，但运动无缺血或心绞痛发作。可认为是早期的冠心病，它可以突然转变为心绞痛及急性心肌梗死，亦可能转变为缺血性心肌病，发展成心力衰竭或心律失常甚至猝死。

(2) 心绞痛型冠心病：心绞痛型冠心病分为：①稳定型心绞痛：是在冠状动脉狭窄的基础上，由于心肌负荷的增加引起心肌急剧的、暂时的缺血缺氧的临床综合征。其特点为阵发性的前胸压榨性疼痛，主要位于胸骨后部，可放射至心前区和左上肢尺侧，常发生于劳力负荷增加时，持续数分钟，休息或用硝酸甘油制剂后消失。②不稳定型心绞痛：除稳定型心绞痛，心肌缺血缺氧所引起的缺血性胸痛尚有各种不同的表现类型，统称为不稳定型心绞痛，与稳定型心绞痛的差别主要在于冠脉内不稳定斑块继发病理改变，使局部心肌血流量明显下降导致缺血加重，有进展成心肌梗死的高度危险性。

(3) 心肌梗死：在冠状动脉病变的基础上，发生冠状动脉血供急剧减少或中断，致心肌急性缺血最终导致心肌坏死。临床表现有持久的心前区剧烈疼痛、发热、白细胞升高、有心电图进行性改变和血清心肌坏死标志物增高。常伴其他症状为主要表现如心力衰竭、休克、晕厥、心律失常等。

（4）缺血性心肌病：心肌的血供长期不足，心肌组织发生营养障碍和萎缩，或大面积心肌梗死后，纤维组织增生所致。其表现为心脏逐渐增大（排除其他疾病所致的心脏扩大），发现心力衰竭和心律失常，病人往往以劳累性呼吸困难症状为主。

（5）猝死：指由于冠脉结构或功能改变引起的在急性症状出现之后1小时内的骤然意识丧失，引起的意外的死亡。约一半以上的心源性猝死是由于冠心病所致。在动脉粥样硬化基础上，发生冠状动脉痉挛或冠状循环阻塞，导致急性心肌缺血，造成局部电生理紊乱和短暂的严重心律失常（特别是心室颤动）所致，冠脉病变多发生在左主干，右冠开口或者前降支近端等主要部位。

目前，趋于将冠心病分为急性冠脉综合征和慢性冠脉病。急性冠脉综合征主要病理基础为冠状动脉粥样硬化斑块破裂或糜烂，继发完全或不完全闭塞性血栓形成，长期的临床实践中发现，许多患者的临床症状各异，其冠状动脉却具有非常相似的病理生理改变，即冠状动脉粥样硬化斑块由稳定转为不稳定，继而破裂导致血栓形成。急性冠脉综合征临床分型包括不稳

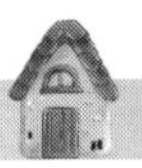

定型心绞痛、非 ST 段抬高性心肌梗死和 ST 段抬高性心肌梗死。慢性冠脉病包括稳定型心绞痛、冠脉正常的心绞痛、无症状性心肌缺血和缺血性心肌病。

3. 老年冠心病的危险因素有哪些

冠心病通常的危险因素如下：

(1) 年龄和性别：冠心病多见于 40 岁以上的中、老年人，男性与女性相比，女性发病率较低，但在更年期后发病率增加。

(2) 血脂异常：脂代谢异常是动脉粥样硬化最重要的危险因素，总胆固醇、甘油三酯、低密度脂蛋白、极低密度脂蛋白、载脂蛋白 B 增高，高密度脂蛋白、载脂蛋白 A 降低都被认为是危险因素，以总胆固醇、低密度脂蛋白增高最受关注。如总胆固醇、甘油三酯、低密度脂蛋白、极低密度脂蛋白增高，而高密度脂蛋白下降，易患本病。

(3) 高血压：收缩压和舒张压升高均与冠心病密切相关。研究表明，冠心病发病与血压水平呈正曲线相关。随着收缩压或舒张压水平的增高，心绞痛、心肌梗死或冠心病猝死的发病也明显增加。此外，舒张压和收缩压对冠心病发病的危险相似，而且舒张压和收缩压引起冠心病死亡的危险大于发病的危险。

(4) 吸烟：吸烟者本病发病率明显升高，且与每日吸烟量呈正比。

(5) 糖尿病与糖耐量异常：糖耐量减低及糖尿病

患者本病发病率高，且病变进展快。目前已认识到，糖尿病为冠心病的等危症，是指无冠心病的糖尿病患者和既往有冠心病病史的非糖尿病患者有同样的冠心病危险性，即10年内糖尿病患者和冠心病患者发生新的心血管事件（如心肌梗死或冠心病死亡）的危险性相同。

（6）其他危险因素：包括肥胖、精神压力大、体力活动少、遗传因素、饮食方式、血中同型半胱氨酸增高、胰岛素抵抗、感染等。

老年冠心病的危险因素与成年人大致相同，但在危险性方面有些差异，冠心病是一种增龄性疾病，因此老年人在年龄的危险性远大于成年人，老年人体力活动较成年人减少，故危险性也会增高，老年人易受社会心理因素影响如丧偶、子女分居、地位改变、疾病缠身会逐渐产生孤独感、抑郁等，这些已成为老年冠心病的一个重要危险因素。

4. 老年冠心病的临床表现有什么特点

（1）老年冠心病的临床表现

老年冠心病临床表现多不典型，症状复杂多样，如胸闷、心前区疼痛、呼吸困难、心力衰竭、心律失常、喉咙痛、牙痛、手臂痛、肩背痛、上腹痛、牙痛、乏力、头昏等，或无心脏症状而因检查其他疾病时发现，甚至直接表现为猝死。老年冠心病的症状和中年人不一样，中年人多是表现为胸痛，还会放射到颈部、

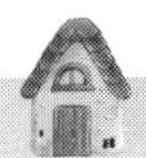

左肩、左臂，甚至手指。老年人心肌梗死以无痛者较多，常表现为神志不清、昏厥、精神异常、恶心呕吐等，放射症状亦不典型，极易与心外疾病相混淆，故对以心外症状就诊的老年人，首先应排除心脏疾患。

大多数老年人都存在不同程度的动脉硬化，如果动脉硬化发生在心脏的冠状动脉上，心脏供血就会受到一定影响；可由于用力排便，情绪激动、寒冷等刺激，使血管收缩痉挛，引起心肌缺血症状，可诱发心肌梗死的发生。

现实中存在一个很普遍的情况，就是很多老年人其实已经出现明显的冠心病心肌缺血的症状，但自己并没有意识到是冠心病的存在，症状发生时，很多人都以为是没有休息好，累着了，休息一下就好了，有的还会以为是着凉受寒了，往往延误了病情的最佳诊疗时间，老年人如果不注意平时的自我保健，忽视一些细微的冠心病症状，可能发展成为心绞痛、心肌梗死，甚至有猝死的可能。

（2）老年冠心病临床特点

1）无疼痛型冠心病多：老年人无痛型急性心肌梗死多，并随年龄增长而感知心前区疼痛减少，原因是老年人神经系统衰退，对疼痛敏感性降低，痛阈增高，老年心肌梗死常伴有严重并发症，如心力衰竭、心源性休克、严重的心律失常、昏厥等，因这些并发症掩盖了疼痛。

2）心绞痛疼痛部位不典型者多：疼痛可出现在腹背部、颈部、左前臂、腕部、手指、牙床、咽喉，甚至下肢，容易误诊成其他疾病。

3）非疼痛症状多：胃部不适较常见，是一种憋闷、胀满感觉，有时还伴有钝痛、灼热、烧心及恶心、呕吐感。胸闷、呼吸困难也较常见，还有无任何原因可解释的疲倦、精力不足、出汗等现象。

4）心律失常检出率高：老年人心肌及传导组织退变导致心肌缺血、缺氧时更易出现各种心律失常，以心房扑动或心房颤动、室性期前收缩、房性期前收缩、室内传导阻滞、房室传导阻滞多见。

5）易合并心功能不全：老年冠心病患者易出现心功能不全症状，有的甚至以心功能不全为首发症状或主要表现。与老年人心脏储备能力低下、心肌收缩力减弱、梗死面积大有关。

6）并存其他疾病多：老年人多数在发生冠心病前存在各种疾病，如合并高血压、高血脂、合并糖尿病、脑血管疾病、慢性阻塞性肺疾病、肺心病、肿瘤等疾病，这些疾病相互作用、相互影响、互为因果，导致本病的治疗棘手和死亡率较高。

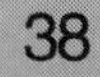

7）漏诊率高：老年人无症状、症状不典型、多病同时发作使病情复杂等特点使老年冠心病漏诊率高。

8）病死率高：有研究显示，年龄每增加 10 岁，病死率增加 1%，影响死亡的主要因素有左冠状动脉主

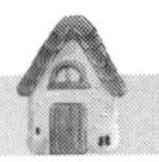

干病变、左室功能、糖尿病、肾功能、肺脏疾病及脑血管疾病。高龄本身是一独立危险因素，年龄越大，预后越差。

5. 老年冠心病的检查方法有哪些

（1）心电图：心电图是冠心病诊断中最早，最常用和最基本的诊断方法，当患者病情变化时便可及时捕捉其变化情况，并能连续动态观察和进行各种负荷试验，以提高其诊断敏感性。当然也存在着一定的局限性。约50%以上的稳定型心绞痛患者静息心电图正常，而在心绞痛发作时可出现暂时性心肌缺血引起的ST段压低（>0.1mV），发作缓解后恢复，有时可出现T波倒置。对于心电图出现典型的ST段弓背向上抬高，病理性Q波，T波倒置的患者结合胸痛症状或者心肌酶学的改变，可诊断心肌梗死。

（2）心电图负荷试验：主要包括运动负荷试验和药物试验（如双嘧达莫、异丙肾上腺素试验等），当心绞痛发作时，心电图可以记录到心肌缺血的心电图异常表现，但许多冠心病患者尽管冠状动脉扩张的最大储备能力已经下降，通常静息状态下冠状动脉血流量仍可维持正常，无心肌缺血表现，心电图可以完全正常，为揭示减少或相对固定的血流量，可通过运动或其他方法，给心脏以负荷，诱发心肌缺血，进而证实心绞痛的存在，运动试验对于缺血性心律失常及心肌梗死后的心功能评价也是必不可少的，但老年冠心病患者选择运动心电图检查时一定要谨慎，预防意外发生。

（3）动态心电图：动态心电图是一种可以长时间连续记录并编集分析心脏在活动和安静状态下心电图变化的方法，此技术又称 Holter 监测，常规心电图只能记录静息状态短暂仅数十次心动周期的波形，而动态心电图于24 小时内可连续记录多达 10 万次左右的心电信号，可提高对非持续性异位心律，尤其是对一过性心律失常及短暂的心肌缺血发作的检出率，因此扩大了心电图临床运用的范围，并且出现时间可与病人的活动与症状相对应。

（4）核素心肌显像：根据病史，心电图检查不能排除心绞痛时可做此项检查，核素心肌显像可以显示缺血区，明确缺血的部位和范围大小，结合运动试验再显像，则可提高检出率。

（5）冠状动脉造影：简称冠脉造影，是目前冠心病诊断的金标准，可以明确冠状动脉有无狭窄，狭窄的部位、程度、范围等，并可据此指导进一步治疗所应采取的措施，同时，进行左心室造影，可以对心功能进行评价。

冠状动脉造影的主要指征包括两大类：

1）第一类是以诊断目的为主，包括如下几项：①不明原因胸痛，无创性检查不能确诊，临床怀疑冠心病，需要按冠心病进行治疗，这种病人精神负担较

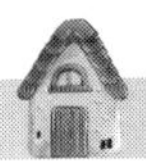

重，工作和生活压力较大，经常四处就医花费也较大，而真正是冠心病的机会并不高，对此类患者行冠状动脉造影检查，明确诊断，非常有价值；②不明原因的心律失常，有时需冠状动脉造影除外冠心病；③不明原因的左心功能不全，主要见于扩张性心肌病或缺血性心肌病，两者鉴别往往需要行冠状动脉造影；④先心病和瓣膜病手术前，年龄 >40 岁，易合并有冠状动脉的畸形或动脉粥样硬化，可以在手术的同时进行干预；⑤无症状但可疑冠心病，在高危职业如飞行员、汽车司机、警察、运动员、消防队员等或医疗保险需要。

2）第二大类是以治疗目的为主，临床冠心病诊断明确，行冠状动脉造影为进一步明确冠状动脉病变的范围、程度，来选择治疗方案，主要包括以下几项内容：①稳定型心绞痛，内科治疗效果不佳，影响工作和生活；②不稳定型心绞痛；③急性心肌梗死，急性心肌梗死的主要治疗措施是闭塞血管的再灌注治疗；④无症状性冠心病，其中对运动实验阳性，伴有明显的危险因素的患者，应行冠状动脉造影；⑤原发性心脏骤停复苏成功，左主干病变或前降支近段病变的可能性较大，属高危人群，应早期进行血管病变干预治疗，需要冠状动脉评价；⑥搭桥术后或经皮冠状动脉腔内血管成形术后，心绞痛复发，往往需要再行冠状动脉病变评价。

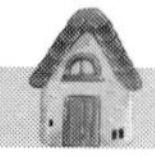

冠脉造影一般无绝对禁忌证，如考虑目前医疗行为的规范化问题，患者及其家属不同意属于绝对禁忌证，主要因为冠状动脉造影检查尚有给患者带来并发症的可能性。但临床上主要考虑的是相对禁忌证，包括以下几点：①未控制的严重室性心律失常；②未控制的严重高血压；③未控制的心功能不全；④未纠正的低钾血症、洋地黄中毒、电解质紊乱；⑤发热性疾病；⑥出血性疾病；⑦造影剂过敏；⑧严重的肾功能不全；⑨急性心肌炎。

（6）冠脉动脉 CTA：应用多层螺旋 CT（64 排以上）血管成像技术进行冠状动脉二维或三维重建，用于判断冠脉管腔狭窄程度和管壁钙化情况，对判断管壁内斑块分布范围和性质也有一定意义，有较高的阴性预测价值，如未见狭窄病变，一般可不进行有创检查，对狭窄程度的判断有一定的限度，当钙化存在时会显著影响判断。

（7）心脏磁共振（MRI）：心脏 MRI 检查无辐射性，经注射显影剂后观察心肌灌注影像以及冠脉血管成像技术取得重大进展，未来有可能成为冠状动脉疾病的重要检查手段。

（8）超声和血管内超声：心脏超声可以对心脏形态，室壁运动以及左心室功能进行检查，是目前最常用的检查手段之一，对室壁瘤、心腔内血栓、心脏破裂、乳头肌功能等有重要的诊断价值，血管内超声可

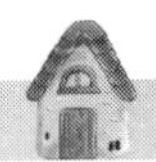

以明确冠状动脉内的管壁形态及狭窄程度，是一项很有发展前景的新技术。

（9）心肌酶学检查：心肌特异性酶学检查是急性心肌梗死的诊断和鉴别诊断的重要手段之一，临床上根据血清酶浓度的序列变化和特异性同工酶的升高等肯定性酶学改变便可明确诊断为急性心肌梗死。

6. 老年冠心病有哪些治疗方法

老年冠心病的治疗方法包括：①生活方式干预：戒烟、限酒、低脂低盐饮食、适当体育锻炼、控制体重等；②药物治疗：抗血栓（抗血小板、抗凝），减轻心肌氧耗（β受体阻滞剂），缓解心绞痛（硝酸酯类），调脂稳定斑块（他汀类调脂药）；③血运重建治疗：包括介入治疗（血管内球囊扩张术和支架植入术）和冠状动脉旁路移植术。药物治疗是所有治疗的基础。介入和外科手术治疗后也要坚持长期的标准药物治疗。对同一病人来说，处于疾病的某一个阶段时可用药物理想地控制，而在另一阶段时单用药物治疗效果往往不佳，需要将药物与介入治疗或外科手术合用。冠心病的治疗方案必须待确诊后在专业医师指导下建立。

（1）生活方式干预：老年冠心病患者生活方式干预措施如下：

1）身心愉快：身心愉快在冠心病预防中非常重要，老年冠心病患者忌暴怒、惊恐、过度思考以及过悲过喜。

2）起居有常：起居有常算是最基础的防治冠心病的方法。早睡早起，避免熬夜工作，临睡前不看紧张、恐怖的小说和电视。

3）控制饮食：饮食清淡，易吸收，少食油腻、脂肪、糖类，也是常规的防止冠心病的疗法。要用足够的蔬菜和水果，少食多餐，晚餐量少，唯宜喝浓茶、咖啡，保持大便通畅。

4）体育锻炼：运动应根据各人本身的身体条件、兴趣爱好选择，如打太极拳、乒乓球、健身操等都是常规的防止冠心病的疗法。适度体育锻炼可改善血液循环，减缓心脏负担。

5）劳逸结合：避免过重体力劳动或突然用力，适当参加体力劳动，以不感到明显气短为原则，要正常参加工作，不背包袱。

6）戒烟少酒：吸烟是酿成心肌梗死、中风的明确原因，防止冠心病应绝对戒烟。少量饮啤酒、黄酒、葡萄酒等低度酒可增进血液循环，扩张血管，但不要喝烈性酒。

（2）药物治疗：老年冠心病药物治疗的目的是缓解症状，减少心绞痛的发作及心肌梗死；延缓冠状动脉粥样硬化病变的发展，并减少冠心病死亡。规范药物治疗可以有效地降低冠心病患者的死亡率和再缺血事件的发生，并改善患者的临床症状。而对于部分血管病变严重甚至完全阻塞的病人，在药物治疗的基础

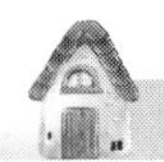

上，血管重建治疗可进一步降低患者的死亡率。

1）血小板抑制剂和抗凝剂：①抗血小板聚集药物主要有阿司匹林、氯吡格雷、替罗非班等，可以抑制血小板聚集，避免血栓形成而堵塞血管。阿司匹林为首选药物，维持量为每天75～100mg，所有冠心病患者没有禁忌证应该长期服用。阿司匹林的副作用是对胃肠道的刺激，胃肠道溃疡患者要慎用。冠脉介入治疗术后应坚持每日口服氯吡格雷，通常连用阿司匹林至少服用9个月以上。②抗凝药物包括普通肝素、低分子肝素、璜达肝癸钠、比伐卢定等。通常用于不稳定型心绞痛和心肌梗死的急性期以及介入治疗术中。

2）溶栓药物：于急性心肌梗死发作6小时以内应用溶栓药物，病人获益最大。溶栓药物主要有链激酶、尿激酶、组织型纤溶酶原激活剂等，可溶解冠脉闭塞处已形成的血栓，开通血管，恢复血流。但对于75岁以上老年患者应首选介入治疗，选择溶栓治疗时应慎重，酌情减少溶栓药物剂量。

3）硝酸酯类制剂：硝酸酯类药物有扩张静脉、舒张动脉血管的作用，减低心脏的前、后负荷，降低心肌耗氧量；同时使心肌血液重分配，有利于缺血区心肌的灌注。适合于各型心绞痛，代表药为硝酸甘油、硝酸异山梨酯（消心痛）、5-单硝酸异山梨酯、长效硝酸甘油制剂（硝酸甘油油膏或橡皮膏贴片）等。硝酸酯类药物是稳定型心绞痛患者的常规用药。心绞痛发

作时可以舌下含服硝酸甘油或使用硝酸甘油气雾剂。对于急性心肌梗死及不稳定型心绞痛患者，先静脉给药，病情稳定、症状改善后改为口服或皮肤贴剂，疼痛症状完全消失后可以停药。硝酸酯类药物持续使用可发生耐药性，有效性下降，可间隔8~12小时服药，以减少耐药性。

4）β受体阻滞剂：β受体阻滞剂即有抗心绞痛作用，又能预防心律失常。在无明显禁忌时，β受体阻滞剂是冠心病的一线用药。β受体阻滞剂阻断拟交感胺类对心率和心收缩力受体的刺激作用，从而减慢心率、减弱心肌收缩力及速度，减低血压，故而达到明显减少心肌耗氧量；此药还可增加缺血区血液供应，改善心肌代谢。从小剂量开始给药，停药也要逐步减量。适用于稳定型和不稳定型心绞痛、急性心肌梗死。常用药物有：美托洛尔、阿替洛尔、比索洛尔和兼有α受体阻滞作用的卡维地洛、阿罗洛尔（阿尔马尔）等，剂量应该以将心率降低到目标范围内。口服β受体阻滞剂的剂量应个体化，可调整到患者安静时心率50~60次/分。β受体阻滞剂禁忌和慎用的情况有哮喘、慢性支气管炎及外周血管疾病等。

5）钙通道阻断剂：本类药物的作用为：抑制钙离子进入细胞内，也抑制心肌细胞兴奋-收缩偶联中钙离子的利用，从而减低心肌耗氧量、提高心肌效率；减轻心室负荷；扩张冠脉，解除冠状动脉的痉挛，直接

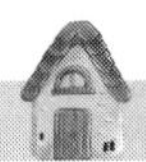

对缺血心肌起保护作用，同时此药可抑制血小板聚集，改善心肌微循环。可用于稳定型心绞痛的治疗和冠脉痉挛引起的变异型心绞痛。常用药物有：维拉帕米（异搏定）、硝苯地平控释剂、氨氯地平、地尔硫䓬等。不主张使用短效钙通道阻断剂，如硝苯地平普通片。

6）肾素血管紧张素系统抑制剂：包括血管紧张素转换酶抑制剂、血管紧张素Ⅱ受体拮抗剂以及醛固酮拮抗剂。对于急性心肌梗死或近期发生心肌梗死合并心功能不全的患者，尤其应当使用此类药物。常用血管紧张素转换酶抑制剂有依那普利、贝那普利、雷米普利、福辛普利等。如出现明显的干咳副作用，可改用血管紧张素Ⅱ受体拮抗剂。血管紧张素Ⅱ受体拮抗剂包括氯沙坦、缬沙坦、替米沙坦、厄贝沙坦等。用药过程中要注意防止血压偏低。

7）调脂治疗：调脂治疗适用于所有冠心病患者。冠心病在生活方式干预的基础上给予他汀类药物，他汀类药物主要降低低密度脂蛋白胆固醇，治疗目标为下降到 2.60mmol/L 以下。常用药物有：洛伐他汀、普伐他汀、辛伐他汀、氟伐他汀、阿托伐他汀等。

8）其他常用的药物：有曲美他嗪、中医中药制剂。

（3）血运重建治疗

1）冠心病的介入治疗：①经皮冠状动脉腔内血管成形术：是指经皮穿刺股动脉、桡动脉，将球囊导管

经主动脉逆行向上送入冠状动脉病变部位，充盈气囊可扩张狭窄的管腔，改善血流，并在已扩张的狭窄处放置支架，预防再狭窄。适用于药物控制不良的稳定型心绞痛、不稳定型心绞痛和心肌梗死患者。心肌梗死急性期首选急诊介入治疗，时间非常重要，越早越好。②冠状动脉内支架术：血管支架是一种用金属材料制成的网状支架，在闭合状态下经导管送入，固定在原血管狭窄部位，在用气囊等方法使之张开，起支撑作用，保持扩张后的动脉的通畅。③冠心病的介入治疗还有冠状动脉斑块旋磨术、冠状动脉斑块切吸术、冠状动脉超声血管成形术、射频热球囊血管成形术等。冠脉内支架的植入降低了术后再狭窄的发生率。急性心肌梗死行紧急经皮冠状动脉腔内成形术或冠状动脉内溶栓对包括溶栓有相对禁忌证的病人，其出血并发症减少，疗效迅速，可改善病人的生存率，介入治疗可能是老年冠心病较好的治疗手段。

2）冠状动脉旁路移植术：这种手术是在主动脉根部和缺血心肌之间建立起一条畅通的路径，因此，有人形象地将其称为在心脏上架起了“桥梁”，俗称冠状动脉搭桥术，是通过外科手术取病人本身的血管（如内乳动脉、下肢的大隐静脉等）或者血管替代品，将狭窄冠状动脉的远端和主动脉连接起来，让血液绕过狭窄的部分，到达缺血的部位，改善心肌血液供应，进而达到缓解心绞痛症状，改善心脏功能，提高患者

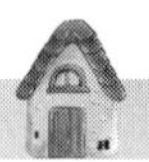

生活质量及延长寿命的目的。适用于严重冠状动脉病变的患者，不能接受介入治疗或治疗后复发的病人，以及心肌梗死后心绞痛，或出现室壁瘤、二尖瓣关闭不全、室间隔穿孔等并发症时，在治疗并发症的同时，应该行冠状动脉搭桥术。

7. 老年冠心病如何预防

冠心病的预防分为三级预防。一是针对健康人群的基础预防；二是针对有了冠心病危险因素人群的预防；三是针对得了冠心病病人的预防。其目的主要是针对不同人群采取不同的措施进行预防，早期发现、早治疗，防止病情恶化等。

（1）一级预防：是防止冠状动脉粥样硬化的发生。即针对冠心病的多种危险因素（吸烟、高血压、血脂异常、糖尿病、肥胖、不健康的生活方式）在源头的综合控制，一级预防的重点是干预血糖、干预血脂、干预血压。最基本的措施是改变不健康的生活方式，提倡健康饮食与戒烟。鼓励公众参加体育活动，提倡有氧代谢运动（走路、跑步、跳绳、骑自行车、打球等），研究表明每周进行2～3次中等强度的运动，可降低患心脏病的风险。保持乐观情绪，避免忧伤控制激动和急躁情绪，回避激怒刺激环境。消除紧张感，科学地处理日常事务。

（2）二级预防：是指提高冠心病的早期检出率，对患有冠心病者采取药物或非药物措施加强治疗，预防病变的进一步发展。冠心病的具体治疗原则是：改善冠状动脉的供血和减轻心肌耗氧，同时治疗动脉粥样硬化。包括：①发作时的治疗：充分的休息，较重的发作时可使用作用较快的硝酸酯制剂，同时可考虑用镇静剂，一般可在家中进行。②缓解期的治疗：应尽量避免各种可能导致发作的因素，调节饮食，特别是一次进食不宜过饱，禁烟、酒。调整日常生活与工作量，减轻精神负担，适当进行运动。在初次发作或发作次数增加、症状加重或卧位型、变异型、梗死后心绞痛以及急性冠状动脉功能不全，疑为心梗的病人，应休息一段时间。可单独选用、交替应用或联合应用硝酸酯制剂、β 受体阻滞剂、钙通道阻滞剂等作用持久的药物，以防心绞痛发作。二级预防的 ABCDE 5 条防线，即 A（抗血小板聚集和抗心绞痛治疗）、B（预防心律失常和控制血压）、C（控制好血脂水平和戒烟）、D（控制糖尿病和合理饮食）、E（有计划的、适量运动和接受教育）。每项有两个内容，每一位病人都要逐条逐项去做，并持之以恒。

(3) 三级预防：是指重病抢救，其中包括康复治疗，预防或延缓冠心病慢性合并症的发生和病人的死亡。目前有相当多的老百姓存在着三个误区：一是忽略胸痛往往为心肌梗死的紧急信号。因为心肌梗死的发生常常在后半夜至凌晨，病人往往因不愿意叫醒亲属而等天亮，失去抢救机会。二是身体一直较好或没

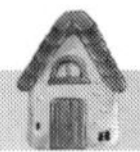

有胸痛的病人突发胸痛时，以为是胃痛挺挺就过去了。三是心肌梗死发生在白天时，病人也去了一些小的诊所或基层医疗单位顾虑转诊有危险未将其转到有条件的大医院，使宝贵的时间窗已经关闭。因此若患者有胸痛，就要尽快呼叫急救系统，去条件好的大医院进行救治。

第三章

老年脑卒中

1. 脑卒中是怎么一回事

脑卒中，民间俗称的“中风”，是一种急性脑血管病，是指因脑血管阻塞或破裂引起的脑组织功能或结构损害的疾病。脑卒中包括血管阻塞动脉（缺血性脑卒中）和动脉血管破裂出血（出血性脑卒中）两种类型（见图 3-1 和图 3-2），可造成部分脑细胞因无法获得维持正常活动的氧供和营养出现损伤或者死亡。

缺血性脑卒中占脑卒中病人总数的 60% ~70%，主要包括动脉血栓性脑梗死（脑血栓形成）、脑栓塞、短暂性脑缺血发作。动脉血栓性脑梗死是由于动脉粥样硬化造成动脉狭窄，当粥样斑块破溃时，管腔内形成血栓而最终阻塞动脉；表现为突然一侧肢体麻木无力、口角歪斜、言语困难、吞咽困难、视物模糊等，严重者可出现昏迷或抽搐；患者从起病到病情高峰，需 24 小时或数天，病情恶化可有生命危险。脑栓塞的原发病不在脑内，而是身体其他部位（多为心脏与四

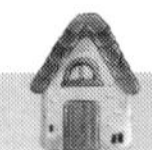

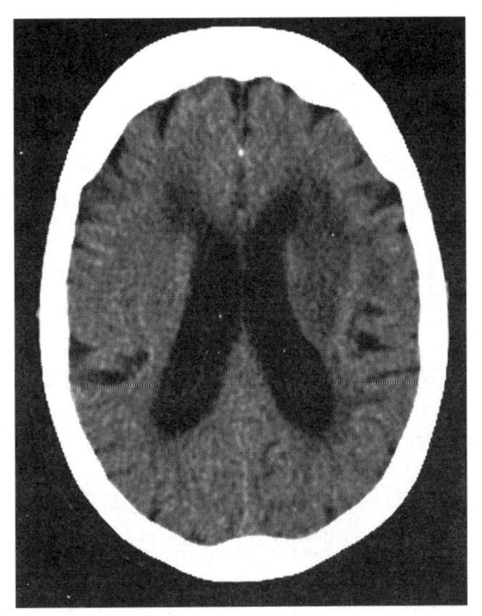

图 3-1　脑梗死头颅 CT 检查

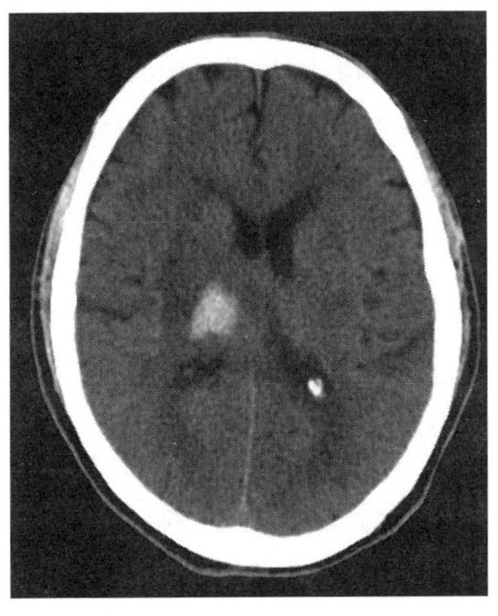

图 3-2　脑出血头颅 CT 检查

肢血管）形成的“栓子”（包括血凝块、脂肪、空气、心脏瓣膜的赘生物等）进入血管后，流入脑动脉血管，堵塞管腔，从而发生脑栓塞，使脑组织局部发生缺血、软化，引起与动脉血栓性脑梗死相同的后果。短暂性脑缺血发作，俗称“小中风”，脑血管没有完全堵塞，只是因时暂时性缺血，症状持续时间可在数分钟至数小时，最多不超过24小时。

出血性脑卒中在脑卒中中的比例为30%~40%，根据出血部位不同又分为脑出血（俗称“脑溢血”）和蛛网膜下腔出血。脑出血是脑内小动脉发生玻璃性硬化，变硬变脆，在剧烈活动或情结绪激动时，血压骤升，脑内小动脉破裂，血液溢出到脑组织内。蛛网膜下腔出血则是脑表面或脑底部的血管破裂，血液直接进入容有脑脊液的蛛网膜下腔和脑池中。

当今时代，人们生活节奏的加快和生活方式的改变，脑卒中的发病率居高不下。随着人均寿命延长，中国已步入老龄化社会。脑卒中是危害人类健康的一种常见病，多见于老年人，具有发病率高、致残率高、死亡率高、后遗症多的特点，严重影响老年人的寿命和生活质量，应积极加以防治。

2. 老年脑梗死有哪些危险因素

脑梗死是指由于脑血管闭塞或严重的脑组织供血障碍引起的部分脑组织缺血性坏死和软化，属于缺血性脑卒中的一种类型。血管壁病变、血液成分和血液

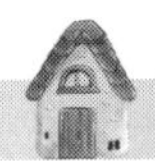

动力学改变是引起脑梗死的主要原因。

老年人脑梗死的发生是多种因素、多种机制共同作用的结果，危险因素比较复杂。目前基本明确高血压、心脏病、糖尿病、短暂性脑缺血发作、高脂血症等均为脑梗死发病危险因素。经国内外大量研究表明高血压、心脏病、糖尿病、短暂性脑缺血发作、高脂血症、遗传家族史等均为脑梗死发病危险因素。目前研究比较明确的直接危险因素有年龄增大和高血压、长期的血压过低、心脏病（如冠心病、风湿性心脏病、心功能衰竭、左心室肥厚、房室传导阻滞、心房颤动等）、短暂性脑缺血发作、糖尿病等；间接危险因素有血胆固醇水平的过低或过高，超过标准体重20%以上的肥胖者，吸烟与酗酒，钠盐负荷高与钙摄入不足等。

3. 老年脑梗死有什么特点

（1）老年人脑梗死发病前常有高血压病、动脉硬化、糖尿病等病史。

（2）高危因素较多，多种疾病并存。老年人脑梗死可并存有高血压、冠心病、糖尿病、老年性痴呆等多种疾病，尤其是高龄老年患者。如老年2型糖尿病患者由于体内胰岛素相对不足及胰岛素抵抗，使血脂、载脂蛋白、脂蛋白浓度和组成成分发生变化及功能发生异常，从而促进动脉粥样硬化，并伴随着血管并发症的发生。

（3）并发症多，老年人生理功能下降，易导致多种并发症。一旦发生脑梗死，出现多种并发症，如肺部感染、血糖升高、心衰、肾衰、应激性溃疡、压疮等。合并感染主要与老年人发病前体质差，伴有高血压、冠心病、慢性支气管炎、糖尿病等慢性疾病有关；合并发消化道出血，梗死后再次脑出血，主要与老年人凝血机制差，长期高血压形成脑动脉微小动脉瘤破裂。并发症可加重脑梗死，有时比脑梗死本身更具破坏性。

(4) 男性多于女性，可能与男性吸烟、酗酒高于女性有关。

(5) 发病率较中青年明显增高，高龄是脑梗死的一个重要独立危险因素。

(6) 再发性脑梗死多，再发性脑梗死治愈率低，致残率、致死率高。

4. 短暂性脑缺血发作的潜伏风险并不小

暂性脑缺血发作，俗称“小中风”，是指由于局部脑或视网膜缺血引起的短暂性神经功能缺损发作，典型临床症状持续不超过 1 小时，且在影像学上无急性脑梗死的证据。研究表明，大部分短暂性脑缺血发作患者的症状持续时间不超过 1 小时，超过 1 小时的患者在 24 小时内可以恢复的几率很小。由此可见，短暂性脑缺血发作，潜伏风险不宜低估。虽说，短暂性脑缺血发作的症状一般持续数秒钟至数分钟，仅极少数患者症状可达数小时。由于症状好似“一阵风”吹过，

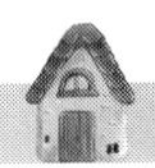

之后又不留有后遗症，患者有时未能引起重视，自然也就不会及时到医院诊治。殊不知，如对其随遇而安，视而不管，发展成脑梗死的几率相当大，那就摊上大事儿了。有证据表明，短暂性脑缺血发作患者7日内出现卒中的风险为8%左右，30日达10%，而90日内出现卒中的风险则为10%~20%（平均为11%），此外，短暂性脑缺血发作患者不仅会发生脑梗死，而且出现心肌梗死和猝死的风险也很高。现今认为，短暂性脑缺血发作和脑梗死之间并没有截然的区别，两者应被视为一个缺血性脑损伤动态演变过程的不同阶段。

在此，还有必要了解一下短暂性脑缺血发作的病因和机制。一般认为，短暂性脑缺血发作主要病因与发病机制常分为血流动力学型和微栓塞型（微栓塞型又分为动脉-动脉源性栓塞和心源性栓塞）。其中血流动力学型短暂性脑缺血发作是在动脉严重狭窄基础上血压波动导致的远端一过性脑供血不足引起的，血压低于脑灌注失代偿的阈值时发生短暂性脑缺血发作，血压升高脑灌注恢复时症状缓解，这种类型的短暂性脑缺血发作占很大一部分。动脉-动脉源性栓塞是由大动脉源性粥样硬化斑块破裂所致，斑块破裂后脱落的栓子会随血流移动，栓塞远端小动脉，如果栓塞后栓子很快发生自溶，即会出现短暂性脑缺血发作。在这种情况下，抗血小板聚集和稳定斑块的治疗是最重要的。心源性栓塞型短暂性脑缺血发作的发病机制主要是心脏来源的栓子进入脑动脉系统引起血管阻塞，如栓子自溶则形成心源性短暂性脑缺血发作。来自颈部动脉（包括颈动脉和椎-基底动脉）的粥样硬化斑块或心脏微小血栓在脑部小动脉，造成所供脑组织缺血缺氧，从而产生相应神经功能缺失的症状。但由于血栓较小，可被迅速击碎、溶解；或由于邻近血管的“接济”，改善了相应脑组织缺血缺氧情况，使得本病临床症状得以短时间内快速消退。人们将短暂性脑缺血发作欲称为“小中风”的道理也正在于此。

那么，短暂性脑缺血发作时，又有哪些短暂征象呢？微血栓在某种因素作用下发生脱落并随血液流至脑部小动脉造成栓塞，从而出现相应症状。另外，如果脑动脉管腔变得僵硬狭窄、血液变得黏稠或维持脑血液流动的动脉血压骤然下降，脑血流就会减少甚至停止。缺血的脑组织将无法正常工作，从而出现相应局部脑功能缺损表现。当出现下列两个方面的征象时，应引起警觉：

第一，短暂性脑缺血发作的共同征象和特点：

（1）本病好发于50岁以上患者，起病突然，常无预兆，多在清醒时发作。

（2）历时短暂，具有急剧性（5分钟内症状达最高潮，一般15分钟内）和一过性（5～10分钟最多，一般在1小时以内发病）的特点。

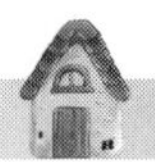

(3) 反复性发作，每次发作可有相似症状，症状刻板性再现，恢复后通常不遗留神经功能缺损症状。

(4) 发作时多无意识障碍。

(5) 多有高血压病和（或）颅内动脉粥样硬化病史，或有颈椎病史。

第二，短暂性脑缺血发作患者的受累部位和血管不同，其神经缺失表现也不同，局部表现征象有差别。大脑动脉系统包括颈内动脉系统和椎-基动脉系统，短暂性脑缺血发作发生的部位不同，症状也有一定区别。

(1) 发生于颈内动脉系统的短暂性脑缺血发作：表现为下列单个或多个症状组合：(短暂性偏侧或单个肢体无力，患者可能出现一侧面部、上下肢力量减弱，有不受自身支配的感觉，表现为口角歪斜、流口水，抬胳膊困难、拿不稳东西（手中物品常会掉落)，无法正常走路而经常一只脚拖地（甚至不能站立）行走等；面部、单个肢体或偏身麻木，表现为一侧面部和肢体可出现麻刺感或发木感，有的表现为舌头麻、嘴唇麻；同向偏盲、单眼一过性失明等。

(2) 发生于椎-基底动脉系统的短暂性脑缺血发作：眩晕最常见，会感到眼前物体或自己的身体向一定方向旋转，就像原地快速旋转中突然停下来时的感觉一样，不伴耳鸣、耳聋，常伴呕吐且与体位变换有关。约50%患者有视力障碍，患者一只眼睛的视力可能突然丧失，好像被黑幕遮住，数分钟后，黑幕逐渐隐去，视力恢复如初；或者视物模糊，无法看清眼前一侧的物体，例如行走时不能避开身体一侧的障碍物而反复碰撞；或者看东西时出现重影。15%的患者有倾倒发作，无任何先兆，发作时无意识障碍，对发作有记忆，可因转头、颈部而诱发。10%的患者出现一侧不全瘫、全瘫、感觉改变，常两侧交替出现，呈交叉性运动障碍，患者四肢可瞬间瘫痪，表现为双腿突然失去力量而倒地，或站立行走不稳；上肢做动作不稳、不准，显得很不协调。患者常在工作中出现一过性健忘，出现短暂的判断或智力障碍。

5. 脑梗死的几种常见类型你都认识吗

脑梗死是由于脑部血液供应障碍，缺血、缺氧引起的脑组织缺血性坏死或脑软化。发病前常有高血压病、动脉硬化、糖尿病等病史，所以老年人更是脑梗死重点攻击对象。多在安静状态或睡眠中发病。部分患者有短暂性脑缺血发作前驱症状，如肢体麻木、乏力等。起病多呈进行性加重，局灶性体征多在发病后10 余小时或 1 ~2 天达到高峰，也可表现为突然完全性脑卒中。脑梗死的通常表现是猝然昏倒、不省人事，常见口眼歪斜、语言不利、偏瘫等症状。临床表现取决于梗死灶的大小及部位。患者一般意识清楚，当发生基底动脉血栓性脑梗死或大面积脑梗死时，可出现意识障碍，甚至危及生命。

平时我们所说的脑梗死其实主要包括如下 3 种常

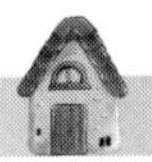

见类型，但他的病因、表现、结局各不相同，需要区别认识和对待。

（1）动脉血栓性脑梗死：动脉血栓性脑梗死，俗称“脑血栓形成”，是脑梗死中发病率最高的一种，占全部脑梗死的半数以上，中老年人多见，男性多于女性。它是由于脑动脉粥样硬化，使血管内腔逐渐狭窄乃至完全闭塞所引起的疾病。脑内血栓形成的部位不同，表现亦不相同。多在安静状态下发病，初期可有肢体麻木、无力、头痛、头晕等表现，数日内可出现半侧肢体失灵、失语、意识障碍、昏迷等情况，严重者造成死亡。

（2）脑栓塞（栓塞性脑梗死）：脑栓塞与前面所说的脑血栓差异很大，它的原发病不在脑内，而是身体其他部位（多为心脏与四肢血管）形成的“栓子”（包括血凝块、脂肪、空气、心脏瓣膜的赘生物等）进入血管后，流入脑动脉血管，堵塞管腔，从而发生脑栓塞，使脑组织局部发生缺血、软化，引起与动脉血栓性脑梗死相同的后果。脑栓塞发病率也很高，以中青年人多见。它起病急，多无先兆，症状和脑血栓形成相似，有头痛、呕吐、意识不清、偏瘫等症状。患者如有风湿性心脏病、心房纤颤、亚急性细菌性心内膜炎等疾病史，患脑栓塞的可能性比其他人要大。

（3）腔隙性脑梗死：腔隙性脑梗死是脑梗死的一种特殊类型，是在高血压、动脉硬化的基础上，脑深部的微小动脉发生闭塞，引起脑组织缺血性软化病变。患者多无明显症状，或仅有轻微注意力不集中、记忆力下降、轻度头痛头昏、眩晕、反应迟钝等症状。该病的诊断主要依靠 CT 或磁共振检查。多发性的腔隙性脑梗死可影响脑功能，导致智力进行性衰退，最后导致脑血管性痴呆。

6. 遇上身边的人脑卒中发作时你该怎么施救

脑卒中起病急骤，病情凶多吉少，如未得到及时救治，可危及生命或遗留终生残疾。脑卒中发病时，少数人发病前有头晕、头痛等症状，但也有发病时病情急骤的患者，可有昏迷、呕吐、大小便失禁等，严重者危及生命。对身边的人发生脑卒中时，在脑卒中发生的第一时间里，进行正确的初步处理将十分关键，不然，可能成了好心办坏事。当你遇上身边有人突然发生脑卒中时，你该怎么施救呢（图 3-3）？不妨注意以下两个方面：

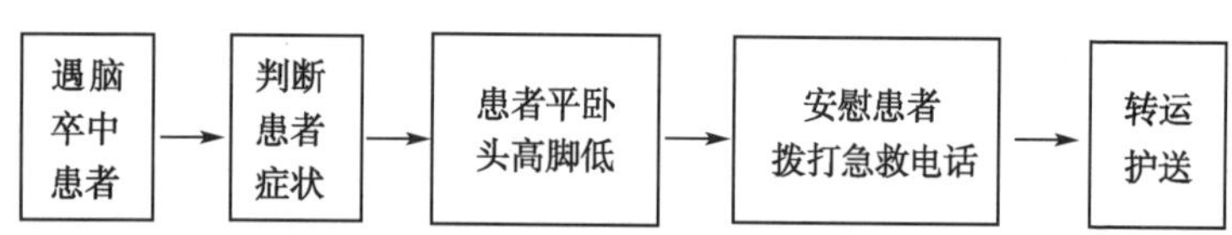

图 3-3 遇上身边的人脑卒中发作时施救流程图

第一，判断脑卒中患者症状，以便尽快确定身边的人是否是得了脑卒中。

当你发现身边的人突然发生下列情况时，要想到可能是脑卒中发作了，应迅速送到医院进行诊治：

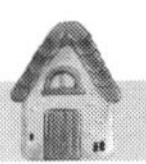

(1) 眼睛短暂发黑或视物模糊，或看东西双影或伴有眩晕。

(2) 头晕或伴有恶心、呕吐，甚至心慌出汗等。

(3) 说话舌头不灵活，吐词不清，甚至不能说话。

(4) 突然剧烈头痛，可伴有呕吐。

(5) 一侧手、脚或面部麻木或伴有肢体无力。

(6) 口角歪斜，流口水，喝水呛咳等。

(7) 突然出现意识障碍（嗜睡、昏睡、昏迷不醒），跌倒伴有短时神志不清。

(8) 抽搐、大小便失禁等。

第二，在转运到医院之前的施救措施

(1) 施救者应保持冷静，切不可慌里慌张，手忙脚乱。如果患者清醒，尽量安慰患者，缓解患者紧张情绪，不宜哭喊或呼唤患者，避免给患者带来心理压力，更不可摇晃患者身体，避免病灶扩散，加重病情。

(2) 一旦发现可能是脑卒中发作患者，在看护患者的同时，应立即拨打120急救电话，应尽快将患者送到医院进行及时诊治。脑卒中的救治，可以说“时间就是大脑”，治疗理念就是争分夺秒，越早治疗，脑细胞被抢救过来的几率就越高。特别是对于在夜间突然发病者，如果意识还清醒，症状不严重，家人很可能误认为问题（病情）也不大，短时间内不会危及生命而选择天亮后再将其送到医院，这种想法会耽误最佳治疗时机，是不明智的做法。

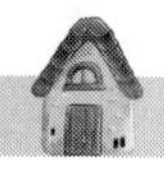

(3) 如果患者因脑卒中发作摔倒在地时身边只有你一个人，并且因其较重而搬不动。此时一定不要放下患者不管而去叫人帮忙，应就地使患者平卧、头偏向一侧，然后再打电话或想办法请人帮助。

(4) 如果患者清醒，应立即让患者停止活动，再扶其至仰卧在床上。如果患者已经昏迷并处于坐位等非仰卧位置，应立即将其轻轻抬至床上仰卧。应使患者仰卧，头肩部垫高，呈头高脚低位，以减少头部血管压力，防止头部过度扭曲，以减轻脑出血或脑缺血。患者发生呕吐时，应固定头位偏向一侧，同时解开其衣领、领带、裤带、胸罩以减少呼吸阻力，以防止呕吐物或痰液引起呛咳，或回吸入气管导致窒息。如患者口鼻中有呕吐物阻塞，应设法抠出，保持呼吸道通畅。若患者有义齿（假牙），应将假牙取出，以防掉下来误吸入气管内造成窒息。当患者有抽搐时，可用两根竹筷缠上软布塞入上下齿之间，以防舌被咬伤。

(5) 搬运脑卒中患者时，最好有3人同时协同，一人托起患者头部和肩部，使头部不要受到过度扭曲或震动，另一人托起患者的背部及臀部，第三个人托起患者腰部及双腿，3人一起用力，轻轻将患者平抬移至硬木板床或担架上，放置到有足够空间的车辆上。不宜在搬动时把患者扶直坐起，更不宜抱起患者或背扛起患者。

(6) 转运途中，患者的头部要有专人保护。患者

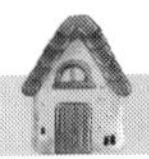

睡的担架要垫得厚一点、软一点，尽量减少摇摆、颠簸、震动，以免加重颅内出血及发生脑疝。救护车在道路上行驶时，车速不宜太快。

7. 预防脑卒中如何守好两道防线

如何才能预防脑卒中的发生？如果已经发病，又怎样防止其复发？这涉及脑卒中的预防分为两个阶段，也叫两级预防。一级预防即是在发病前的预防，主要是对脑卒中的危险因素进行管理与控制；二级预防即是发病后防止脑卒中复发的预防措施。要解决脑卒中的两级预防措施的问题，不妨行动起来守好两道防线：

（1）第一道防线——注意生活方式，控制危险因素：预防脑卒中的第一道防线，就是脑卒中的“一级预防”，即发病前的预防。也就是通过早期改变不健康的生活方式，控制各种危险因素，使脑卒中不发生或推迟发病年龄。

1）控制危险因素，对脑卒中高危人群进行筛查：脑卒中的危险因素是指与脑卒中相关、可以增加脑卒中患病率的因素，该因素消除时，脑卒中的发生率也随之下降。危险因素分为可干预和不可干预两种，我们不能改变年龄、性别、种族、遗传因素等不可干预的危险因素；但我们可以积极治疗和改变高血压、心脏病、糖尿病、肥胖、血脂异常、吸烟、酗酒、无症状性颈动脉狭窄等可干预的危险因素。

为了做好控制脑卒中危险因素，有必要对脑卒中高危人群进行筛查，以了解脑卒中离自己有多远。40岁以上的人可根据以下8项危险因素进行评估、自测：①有高血压病史或正在服用降压药。②有房颤和心瓣膜病。③吸烟。④有血脂异常。⑤有糖尿病。⑥很少进行体育运动（体育锻炼的标准是每周锻炼≥3次、每次≥30分钟、持续时间超过1年；低于此标准，即为很少进行体育活动。从事中重度体力劳动者视为经常有体育锻炼）。⑦明显超重或肥胖［体重指数≥24为超重，体重指数≥26为肥胖。体重指数＝体重（千克）÷身高（米）^{2}］。⑧有脑卒中家族史。

低危人群：具有3项以下危险因素，且无慢性病者为脑卒中低危人群。

中危人群：上述8项危险因素中，具有3项以下危险因素，但患有慢性病（高血压、糖尿病、心房颤动或瓣膜性心脏病）之一者，评定为脑卒中中危人群。

高危人群：上述8项危险因素中，具有3项或3项以上危险因素，或既往有脑卒中或短暂性脑缺血发作病史者，可评定为脑卒中高危人群。

2）保持良好的生活习惯：合理调整饮食结构，适当多吃鱼类、蔬菜、水果，提倡低盐低脂饮食等。注意戒烟、戒酒、劳逸结合、加强户外体育锻炼。保持精神愉快和心理平衡，避免情绪剧烈波动，减少紧张、焦虑或抑郁情绪，尽量多参加有益的社会活动。

3）定期进行健康体检：就是平时看似身体健康的

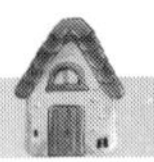

人，进行定期体检也是十分重要的。特别是对于年龄40岁以上、肥胖、有血脂异常家族史、工作高度紧张、时常吃喝应酬者等心脑血管疾病的高危人群，更是至少每年要进行健康体检1次，如检查血压、血脂、血糖、血黏稠度、颈动脉斑块等项目，以便及早发现“隐患”。如果体检发现颈动脉斑块，尤其是低回声斑块、溃疡性斑块，由于这些斑块容易脱落，阻塞远端血管而发生脑梗死，采取稳定斑块的治疗极为重要，可应用他汀类药物（如阿妥伐他汀）进行防治。

（2）第二道防线——预防脑卒中复发，牢记“ABCDE”五字经：预防脑卒中的第二道防线，即是脑卒中的“二级预防”。也就是针对已发生过脑卒中的患者，通过查明脑卒中发生的原因，消除可以逆转的病因，纠正所有可干预的危险因素，从而达到防止脑卒中复发的目的。脑卒中的复发率相当高，复发后会使原有的疾病进一步加重，明显提高死亡率。首次发生脑卒中后的6个月内是脑卒中复发最危险的时期，首次发病后应尽早寻找脑卒中的危险因素，并有针对性地采取治疗措施。如果已经患上脑卒中，需要定期复查，积极治疗，减少复发，降低致残率。重视二级预防，并针对卒中的可干预危险因素进行有效的二级预防，可以将再发卒中的危险性降低32%~43%，死亡率降低50%。预防脑卒中复发的治疗措施，为了便于记忆，可归纳为遵守“ABCDE”五字经的策略，具体措施如下：

A：阿司匹林——开展脑卒中二级预防时，应长期服用阿司匹林。阿司匹林主要是抗血小板凝集和释放，预防动脉血栓形成。每天常规服用阿司匹林肠溶片100mg，能够防止脑梗死的复发。

B：控制血压——高血压是引起脑卒中的最重要的独立危险因素。据统计，70%~80%脑卒中患者都有高血压。早期治疗高血压可明显降低脑卒中的发病率。控制高血压是预防脑卒中发生和发展的核心环节。正常血压应小于120/80mmHg，血压120/80~139/89mmHg为正常高值，虽然还是算正常，但离高血压已经很近。30岁以上人群应每年至少测1次血压。早期或轻度高血压患者，首先尝试非药物治疗，即通过改变生活方式治疗，如3个月后效果仍不佳，应加用降压药治疗。一旦开始服用降压药，应长期持续性服药，不能轻易停药，并经常测量血压，每周至少2次，并根据血压测量数值适时调整服药剂量。降压目标：普通患者血压应降至140/90mmHg以内，伴有糖尿病或肾病患者血压最好降至130/80mmHg以内，年龄大于65岁者血压降至150/90mmHg以内。

C：降低胆固醇与戒烟——对于血清胆固醇水平增高的患者，积极降低胆固醇可预防脑卒中发生，可应用他汀类药物对预防脑卒中具有重要作用。若发现血脂异常，应遵循医生的指导及时服用调脂药物。血脂

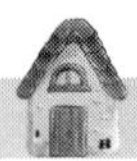

异常者应少吃肥肉、动物内脏等脂肪或胆固醇含量高的食物，多吃蔬菜、水果。吸烟患者戒烟可以有效预防脑卒中再发。

D：治疗糖尿病与合理饮食——糖尿病是脑卒中发生的独立危险因素，糖尿病患者发生脑卒中的危险性约是普通人的4倍，强化血糖控制能够减少糖尿病患者大小血管并发症的发生率。糖尿病患者血糖控制水平非常重要，应密切监测血糖，及时调整用药，并坚持低糖饮食。体重的增加会增加缺血性脑卒中的发病风险，故需要坚持合理饮食，控制体重。做到低盐低脂饮食，减少膳食脂肪，总脂肪应低于总热量的30%，其中饱和脂肪应少于10%，每日保证吃新鲜蔬菜400～500g，水果100g，肉类50～100g，鱼虾类50g，蛋类每周3～4个，奶类每日250g，每日食油20～25g，少吃糖类和甜食。

E：教育与运动——普及脑卒中、高血压、冠心病、糖尿病、动脉粥样硬化等疾病的预防知识，积极防控危险因素，让患者能耐心接受长期的防治措施，主动配合药物治疗。适当运动是健康的基石，体力活动可以减少脑卒中发病的风险。成年人每周至少进行3～4次适度的体育锻炼活动，每次活动的时间不少于30分钟（如快走、慢跑、骑自行车或其他有氧代谢运动等）。

第四章

老年糖尿病

1. 糖尿病分为哪些类型

糖尿病是由遗传和环境因素引起的一组以高血糖为特征的临床综合征，我国传统医学对糖尿病已有记录，属于“消渴症”的范围。随着社会经济发展和人民生活水平的提高，糖尿病患病率逐年增加，并且目前糖尿病尚不能彻底根治。

目前医学上将糖尿病划分为1型糖尿病、2型糖尿病、特殊类型糖尿病、妊娠糖尿病。1型与2型的区别在于患者的胰岛功能是否完全缺失。1型糖尿病多为青少年开始发病，此类患者胰岛素绝对缺乏，需要依赖胰岛素治疗。我国糖尿病患者中约97%属于2型糖尿病，此类患者胰岛素分泌不足或需要超过正常生理需要量的胰岛素才能发生生理作用（如促进蛋白质合成、促进脂肪合成、抑制脂肪分解等），不绝对依赖外源性胰岛素治疗。特殊类型糖尿病是由某些相对明确的疾病或病因引起，如胰腺炎、胰腺肿瘤、甲状腺功

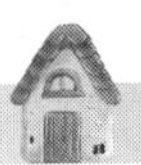

能亢进症、肢端肥大症、库欣综合征、嗜铬细胞瘤、醛固酮瘤等，患病率相对偏低。

2. 糖尿病对身体的危害有多少

糖尿病患者，强调良好的血糖控制可有效的延缓并发症的发生和发展。如果血糖异常，则易于发生急性和慢性并发症，则对人体可带来诸多损害，大致有下列三个方面的危害：

（1）糖尿病急性并发症：血糖长期控制欠佳以及患者自行调整或者服用一些药物导致的糖尿病急性并发症，如低血糖、糖尿病酮症酸中毒、非酮症高渗性昏迷、乳酸性酸中毒等，这些急性并发症严重时可导致患者休克、昏迷，甚至死亡。

（2）糖尿病慢性并发症：长期高血糖会对患者全身大血管及微血管造成损害，从而使患者出现多种慢性并发症，如糖尿病性心肌病、糖尿病周围血管病变、糖尿病周围神经病变、糖尿病肾病、糖尿病视网膜病变、糖尿病足等等，是糖尿病患者致残或致死的主要原因。患者患病时间越长，血糖控制越不达标，慢性并发症发生概率会相应增加，且并发症的严重程度也会增高。

1）长期高血糖所致心血管病变：冠心病是2型糖尿病患者主要的心血管并发症，糖尿病并发冠心病，往往累及多支冠状动脉，呈弥漫性病变，且冠状动脉狭窄程度严重，临床表现为心绞痛、心肌梗死，以及

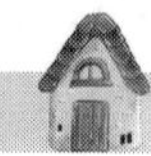

发生心力衰竭、休克、心律失常、猝死等。糖尿病心血管并发症除了冠心病以外，还有糖尿病性心肌病、糖尿病性心脏自主神经病变等。

2）长期高血糖所致脑血管病变：脑血管病变可有脑梗死、脑出血、脑动脉硬化、脑萎缩，主要发生脑梗死（以多发性腔隙性脑梗死多见），脑出血相对较少。其发生的危险因素有高血糖、低血糖、糖尿病患病时间、心血管疾病、高血脂、吸烟等。

3）长期高血糖所致下肢血管病变：属于糖尿病周围血管病变，通常指的是下肢动脉粥样硬化性病变，表现为下肢动脉狭窄或闭塞，可引起下肢缺血性溃疡，严重者需截肢。典型临床表现为间歇性跛行。老年糖尿病患者应至少每年筛查一次下肢血管疾病（皮肤温度测定、动脉肢体硬化检测、下肢血管彩超等），尤其是合并有冠心病、脑卒中、高血压、高血脂者，更需要筛查。下肢血管病变诊断标准为：①无论有无临床症状，静息时踝肱指数（ABI）≤0.9。②静息时踝肱指数≥0.9，但活动后出现下肢不适，踏车平板试验后踝肱指数下降15%～20%。其中踝肱指数可通过肢体动脉硬化检测测定，一般是踝部收缩压与肱动脉收缩压的比值，踝肱指数≥0.9属于正常。

4）长期高血糖导致视网膜病变：是糖尿病患者失明的主要原因之一。视网膜病变的发生与患病时间紧

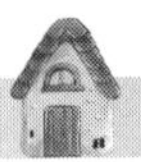

密相关，患病时间越长，视网膜病变发生率越高。

5）长期高血糖导致肾功能损害：糖尿病肾病是慢性肾功能不全的常见原因，早期表现为尿白蛋白排泄率升高，逐渐发展至尿中大量蛋白尿和血肌酐升高，最终可发展为尿毒症。早期糖尿病肾病的及时发现及治疗可有效延缓糖尿病肾病的发展。早期糖尿病肾病诊断标准：6 个月之内连续 2 次及以上尿白蛋白排泄率在 20～200μg/min（或 30～300mg/d），并排除酮症酸中毒、尿路感染、原发性高血压、心衰等可导致尿白蛋白排泄率增高的疾病。临床糖尿病肾病诊断标准为：尿蛋白持续阳性，尿蛋白总量＞0.5g/24 小时，尿白蛋白排泄率＞200μg/min（或＞300mg/d），排除其他可能的肾脏疾病。

6）长期高血糖所致神经病变：其发生与糖尿病的病程、血糖控制不佳等因素相关，可影响神经系统的各个部位，病变以周围神经系统最常见。糖尿病周围神经病变是指糖尿病患者出现周围神经功能异常的临床表现（如疼痛、麻木、感觉异常等），排除其他原因（如颈椎病、腰椎病等）所致。典型的神经病变，大多呈对称性，疼痛多在夜间加重，症状最常出现在足背和下肢，也可出现在手部，呈袜子或手套样分布。无症状的糖尿病周围神经病变，可通过痛觉、温觉、触觉等检查或神经传导速度诊断。糖尿病自主神经病变也是糖尿病神经病变一种常见类型，可累及心血管、消化、泌尿生殖等全身多个系统。其中心血管自主神经病变危害性最大，可引起体位性低血压、晕厥、无痛性心肌梗死、心脏停搏，甚至猝死等，其他系统可引起腹泻、便秘或腹泻与便秘交替进行，恶心、呕吐、上腹饱胀感，排尿困难、尿失禁、排尿次数减少，反复尿路感染，男性性欲减退、阳痿等。

7）长期高血糖所致糖尿病足：糖尿病足的发生主要与糖尿病神经病变、糖尿病外周血管病变以及感染有关。糖尿病周围神经病变可导致肢端感觉异常甚至感觉丧失，从而丧失了对足的保护作用；自主神经病变可引起皮肤干燥，造成皮肤裂口。糖尿病外周血管病变导致下肢动脉狭窄或闭塞，引起下肢循环障碍。最严重的后果是截肢。

（3）糖尿病与感染：糖尿病容易并发各种感染，感染可累及多个系统，常见感染有呼吸道感染、泌尿道感染、胆道系统感染、皮肤感染、口腔感染等。感染导致血糖难以控制，高血糖又可加重感染，形成恶性循环。感染可兴奋交感神经和使垂体-肾上腺皮质功能增强，造成脂肪分解和促进血糖进一步增加，引起糖尿病急性并发症。糖尿病患者容易发生反复感染，老年患者合并感染时，病情进展迅速，病情急剧恶化。

3. 糖尿病有哪些特征性表现

糖尿病的典型临床表现为多尿、多饮、多食、消

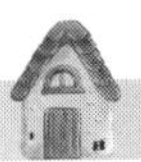

瘦，简称“三多一少”，具体如下：

（1）多尿：肾糖阈是指尿中开始出现葡萄糖时的最低血糖浓度。当血糖浓度超过肾糖阈时出现尿糖，葡萄糖有渗透性利尿的作用，出现尿量增多。

（2）多饮：多尿引起水分丢失，刺激口渴中枢，出现多饮。

（3）多食：大量尿糖的丢失，糖分不能充分利用，出现食欲亢进、食量增加。

（4）消瘦：出现消瘦（体重下降）的原因为：①胰岛素有促进组织细胞对葡萄糖的摄取和利用，促进糖原合成、抑制糖异生，促进脂肪合成，促进蛋白质合成等生理作用。糖尿病患者胰岛素绝对缺乏或相对缺乏，胰岛素不足时，机体不能充分利用葡萄糖，以及促进脂肪、蛋白质分解。②大量尿糖的丢失，渗透性利尿，造成机体大量水分丢失。

但并不是所有糖尿病患者均有典型的“三多一少”症状。如老年患者因肾动脉硬化或合并肾脏疾病造成肾糖阈升高，多尿症状可以不典型；糖尿病患者合并神经病变时，可出现厌食、恶心、饱胀感等症状，多食症状可以不典型。部分患者并发症症状可出现在糖尿病典型症状之前，或并发症病情较严重，掩盖典型“三多一少”症状成为主要的临床症状，关注“三多一少”的同时需关注并发症症状，以利于及时发现糖尿病。以下为几种常见的并发症症状：

（1）视力下降、视物模糊。

（2）肢体疼痛、麻木、感觉异常，感觉异常可表现为针刺感、蚁走感、烧灼感等。

（3）水肿、高血压、蛋白尿，蛋白尿一般临床表现为泡沫尿，且这种泡沫持续时间长，久久不能消退，但在剧烈活动、高热、精神紧张等情况下可出现蛋白尿，蛋白尿并不都是病态的表现。

（4）间歇性跛行，就是指走路时患病下肢会出现酸胀不适，不得不停下来休息，休息后这种酸胀不适感可消失，然后可以继续走路。

（5）感染反复发作，伤口不易愈合。

（6）消化功能紊乱，可表现为恶心、饱胀感、厌食，腹泻、便秘或腹泻与便秘交替进行。

（7）男性排尿困难、尿失禁、排尿次数减少、性欲减退、阳痿。

（8）女性外阴瘙痒。

4. 糖尿病的诊断标准是什么

血糖是诊断糖尿病的重要指标，同时可以协助了解糖尿病病情及糖尿病治疗效果。糖尿病诊断应根据静脉血浆血糖（即抽取静脉血查血糖），而不是通过指尖血糖诊断。但了解糖尿病的治疗效果可通过测定指尖血糖评估。

当血糖超过正常范围但还没达到糖尿病诊断的血糖值时，应进一步行口服葡萄糖耐量试验（OGTT）。

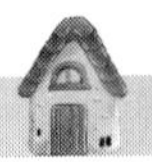

OGTT 是指在禁食 8 ~12 小时后，将 75g 无水葡萄糖溶解于 250 ~300ml 水内，5 分钟内喝完，测定空腹及喝第一口葡萄糖水后 2 小时的静脉血浆血糖。实施 OGTT 检查时需注意如下事项：①OGTT 检查前 3 天正常进食，不要控制饮食；②OGTT 检查前不要剧烈活动，可休息半小时；③OGTT 检查前以及 OGTT 检查时不喝茶、不喝咖啡、不喝酒、不吸烟；④OGTT 检查时避免紧张情绪；⑤比如一些疾病：急性心肌梗死、急性脑卒中、感染、手术等，可造成血糖暂时性的升高，等到这些疾病处理后再行 OGTT 检查；⑥比如一些药物：利尿剂、激素等，可影响血糖，在病情许可的情况下，行 OGTT 检查前 3 ~7 天可停用对血糖有影响的药物。

糖代谢状态分类和糖尿病诊断标准采用 1999 年世界卫生组织制定的标准（见表 4-1 和表 4-2）。

表 4-1　糖代谢状态分类（世界卫生组织 1999 年）

糖代谢分类	静脉血浆葡萄糖（mmol/L）	
	空腹血糖	OGTT 后 2 小时血糖
正常血糖	<6.1	<7.8
空腹血糖受损（IFG）	6.1 ~ <7.0	<7.8
糖耐量减低（IGT）	<7.0	7.8 ~ <11.1
糖尿病	≥7.0	≥11.1

表 4-2　糖尿病诊断标准（世界卫生组织 1999 年）

诊断标准	静脉血浆葡萄糖水平（mmol/L）
（1）典型糖尿病症状加上随机血糖检测	≥11.1
或加上	
（2）空腹血糖检测	≥7.0
或加上	
（3）OGTT 后 2 小时血糖检测	≥11.1

注：①空腹状态指至少禁食 8 小时；②随机血糖指任何时间的血糖，不能用来诊断空腹血糖受损或糖耐量异常；③无糖尿病症状者，需改日重复检测。

5. 哪些人属于糖尿病高危人群

大部分人对糖尿病“三多一少”（多尿、多饮、多食、消瘦）典型表现比较熟悉，但多数 2 型糖尿病患者早期很少出现上述典型临床表现，一旦出现时可能已发展到糖尿病中晚期，这样就延迟了糖尿病的早期诊断及治疗时间。所谓糖尿病高危人群，就是指发生糖尿病可能性比较大的部分人群。糖尿病高危人群包括血糖正常性高危人群和糖尿病前期人群（表 4-3）。对于此类人群应尽早行血糖检测，可以早期发现糖尿病，建议每年至少检测一次空腹血糖和（或）口服葡萄糖耐量试验（OGTT）。

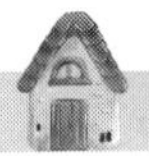

表 4-3　糖尿病高危人群（血糖正常性高危人群和糖尿病前期人群）

血糖正常性高危人群（以下任意一项）	糖尿病前期人群
①年龄≥40 岁	指空腹血浆葡萄糖或（和）口服葡萄糖耐量试验（OGTT）2 小时血浆葡萄糖升高但未达到糖尿病的诊断标准。
②既往有糖尿病前期病史	①空腹血浆血糖在 5.6～6.9mmol/L
③超重（BMI≥24）、肥胖（BMI≥28kg/m²），男性腰围≥90cm，女性腰围≥85cm	或
④长期久坐，缺乏活动者	②口服葡萄糖耐量试验后 2 小时血浆血糖在 7.8～11.1mmol/L
⑤父母、兄弟姐妹有糖尿病病史	或
⑥曾有分娩出生体重超过 4kg 的巨大儿或曾患妊娠糖尿病的妇女	③ 上述①+②项
⑦高血压或高血脂或冠心病或脑卒中	

注：体重指数（BMI）＝体重（kg）÷身高（m）^{2}

6. 老年糖尿病患者的控制目标宜量身打造

老年糖尿病患者的综合控制目标没有统一的标准，而是根据患者年龄、病程长短、预期寿命长短、低血糖风险、有无并发症、有无合并心脑血管疾病等因素综合，来一个“量身打造”的控制目标，分为糖化血红蛋白（HbA1c）控制目标和血糖控制目标，具体如下：

第一，糖化血红蛋白目标

(1) 患者糖尿病患病时间短，预期寿命长，低血糖风险小，无糖尿病并发症，无心脑血管疾病，此类患者糖化血红蛋白的控制目标 <6.5%甚至接近正常(6%) 比较合适。

(2) 患者预期寿命 >10 年，低血糖风险小，有较好的医疗条件，此类患者糖化血红蛋白的控制目标 <7.0%比较合适。

(3) 患者预期寿命 >10 年，有程度较轻的并发症和心脑血管疾病，有一定的低血糖风险，此类患者糖化血红蛋白的控制目标 <7.5%比较合适。

(4) 患者预期寿命 >5 年，有程度中等的并发症和心脑血管疾病，有低血糖风险，此类患者糖化血红蛋白的控制目标 <8.0%比较合适。

(5) 患者预期寿命 <5 年，完全不能配合医生进行糖尿病饮食、糖尿病运动、血糖监测以及用药不规律等，此类患者糖化血红蛋白的控制目标 <8.5%比较合适。

需要注意的是糖化血红蛋白用于了解测定前 2 ~3 个月平均血糖水平，建议每 3 个月检查一次。如糖尿病患者同时患有贫血或血红蛋白异常疾病，糖化血红蛋白不作为评估糖尿病控制目标的指标。

第二，血糖控制目标

(1) 糖尿病患病时间短，低血糖风险小，无糖尿

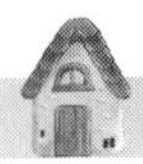

病并发症，无心脑血管疾病，此类患者空腹血糖或餐前血糖控制在4.4～6.0mmol/L，餐后2小时血糖控制在6～8mmol/L。

（2）年龄>80岁，糖尿病病程>15年，预期寿命<5年，全天血糖波动大并反复出现低血糖症状或无症状性低血糖，合并严重肝、肾功能不全，合并严重心脑血管疾病，此类患者空腹血糖或餐前血糖控制在8～10mmol/L，餐后2小时血糖控制在8～12mmol/L，甚至最高血糖可放宽至13.9mmol/L。

（3）除以上（1）和（2）两项之外的糖尿病患者，空腹血糖或餐前血糖控制在6～8mmol/L，餐后2小时血糖控制在8～10mmol/L。

值得注意的是，对于老年糖尿病患者，糖化血红蛋白、血糖控制目标不是无限度的放宽，宜掌握好放宽的“度”，避免因放宽所致的糖尿病急性并发症发生。

7. 使用降糖药物应注意的细节

目前常用的降糖药物可分为以下几类，在使用时应分别加以注意：

（1）磺脲类：主要药物有格列苯脲、格列喹酮、格列齐特、格列吡嗪、格列苯脲。使用此类药物需注意：①磺脲类药物为刺激身机体胰岛素的分泌，增加体内胰岛素，小心低血糖的发生；尤其是肝、肾功能不全时，影响药物的排泄，会增加低血糖发生的风险。

②合并有心脑血管疾病者，此类药物不推荐首选格列本脲。③不推荐同时口服两种磺脲类降糖药。④戒酒，饮酒会增加磺脲类药物引起的空腹低血糖风险。⑤与阿司匹林、青霉素、β受体阻滞剂、磺胺类药物等合用时容易发生低血糖。

（2）格列奈类：主要药物有瑞格列奈、那格列奈。使用该类药物需注意：①格列奈类也是一类促进胰岛素分泌的药物，需小心低血糖发生。②不推荐与磺脲类降糖药物同时口服。

（3）双胍类：主要药物有二甲双胍。使用该类药物需注意：①二甲双胍全天最大剂量为2550mg，65岁以上老年患者不推荐使用最大剂量。②转氨酶超过正常上限3倍时不推荐使用二甲双胍。③男性血肌酐≥132μmol/L、女性血肌酐≥124μmol/L时不推荐使用二甲双胍。④合并有心肺疾病、缺氧以及肝、肾功能不全时，需小心乳酸性酸中毒发生。⑤利尿剂、糖皮质激素、钙通道阻滞剂、异烟肼等药物可升高血糖，与上述药物合用时需在医生指导下适当增加二甲双胍剂量，停用上述药物需在医生指导下酌情减少二甲双胍剂量，避免低血糖发生。⑥主要副作用是消化道反应，如恶心、呕吐等，可从小剂量开始口服，可减少消化道反应。

（4）α糖苷酶抑制剂：主要药物有阿卡波糖。使用该类药物需注意：①此类药物需与进食的第一口食

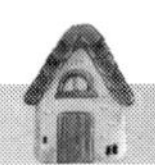

物嚼服。②如此类药物引起低血糖，可进食葡萄糖或蜂蜜，或静脉使用葡萄糖，进食淀粉类食物无效。

(5) 噻唑烷二酮类：主要药物有罗格列酮、吡格列酮。使用该类药物需注意：①心衰患者出现不能耐受日常活动，甚至安静时也出现呼吸困难，下肢水肿等情况时，禁用此类药物。②转氨酶超过正常上限 2.5 倍时，禁用该类药物。③有严重骨质疏松，甚至发生骨折者，禁用该类药物。

(6) 胰岛素：1 型糖尿病是胰岛 β 细胞破坏和功能损害，导致胰岛素分泌绝对不足。1 型糖尿病患者依赖胰岛素维持生命，需终生使用胰岛素。2 型糖尿病是胰岛素分泌相对不足或需要超过正常量的胰岛素才能维持人体正常的新陈代谢。2 型糖尿病患者有以下情况则需使用胰岛素：①明显高血糖，出现酮症、酮症酸中毒、非酮症高渗性昏迷等急性并发症。②严重的糖尿病慢性并发症，肝、肾功能不全。③严格饮食控制、适当运动以及多种口服降糖药物治疗后，仍有明显高血糖，可开始胰岛素治疗。④在严重感染、创伤、手术等应激情况。⑤无明显诱因的体重显著下降。

根据作用起效快慢和维持时间分为：①超短效胰岛素，主要药物有诺和锐、优泌乐；②短效胰岛素，主要药物有诺和灵 R、优泌林 R；③中效胰岛素，主要药物有诺和灵 N、优泌林 N；④预混胰岛素，主要药物有诺和灵 30R、诺和灵 50R、诺和锐 30、诺和锐 50、优必林 70/30、优泌乐 25、优泌乐 50；⑤长效胰岛素，主要药物有地特胰岛素、甘精胰岛素。

使用该类药物需注意：①未使用的胰岛素应放在 2 ~8℃冰箱冷藏，已经使用的胰岛素可以从使用日开始在室温（≤25℃）下使用 4 周，4 周后不能再用。②预混胰岛素使用前需摇匀。③避免同一部位反复注射。④更换针头，避免注射部位感染。⑤注意监测血糖，避免低血糖发生。

(7) 胰升糖素样多肽 1（GLP-1）受体激动剂和二肽基肽酶Ⅳ（DPP-Ⅳ）抑制剂：GLP-1 受体激动剂主要药物有艾塞那肽、利拉鲁肽，DPP-Ⅳ抑制剂主要药物有西格列汀、沙格列汀、维格列汀。GLP-1 受体激动剂和 DPP-Ⅳ抑制剂均为葡萄糖依赖性降血糖，也就是说当血糖水平高时起降糖作用，血糖水平较低时一般不起降糖作用，这样就明显减少了低血糖的发生风险。但 GLP-1 受体激动剂为皮下注射，恶心、呕吐等消化道反应较重。

8. 老年糖尿病有什么特点

老年糖尿病是指年龄≥60 岁的糖尿病患者，包括 60 岁以前诊断和 60 岁以后诊断的糖尿病患者。其特点如下：

(1) 随着年龄增加，糖尿病的患病率上升。现代的不良生活方式，如肥胖、体力活动不足、营养过剩等，会增加糖尿病患病率。我国老年糖尿病绝大多数

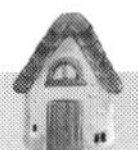

是2型糖尿病。

(2) 老年糖尿病患者症状多不典型，往往不能及时诊断，多在常规体检时发现，一旦诊断时多已出现慢性并发症，往往不止一种，且程度比较重。所以60岁以后新诊断的糖尿病患者，诊断糖尿病的同时需行糖尿病并发症的筛查。60岁以前诊断的糖尿病患者，大多病程较长，也需要常规筛查糖尿病慢性并发症。

(3) 老年患者因肾动脉硬化或合并肾脏疾病造成肾糖阈升高，也就是在血糖很高时尿糖仍为阴性。故老年糖尿病患者尿糖不能作为诊断及判断病情的依据，需同时行静脉或指血糖检测。

(4) 老年患者多存在肝肾功能减退、合并心肺疾病，易发生感染，对疾病的认识不够而自行中断降糖药物等情况下更容易发生糖尿病急性并发症。老年糖尿病急性并发症死亡率高于一般成人。老年糖尿病患者急性并发症临床表现不典型，常常同时伴发其他疾病，容易被疏漏。

(5) 老年糖尿病患者常有多种合并症，合并症的症状可不典型，如糖尿病合并急性心肌梗死时可无胸痛，不能准确反应病情。

(6) 老年糖尿病的控制目标应适度放宽，根据年龄、病程长短、预期寿命长短、低血糖风险、有无并发症、有无合并心脑血管疾病等因素“量身打造”。尤其是大于80岁的患者。

（7）老年糖尿病患者降糖药物的选择，需根据心功能、肝功能、肾功能，如心功能不全者应避免使用噻唑烷二酮类药物，心、肝、肾功能不全者慎用双胍类药物等。同时避免选用持续时间长的降糖药物，如格列本脲。以减少低血糖发生为前提选用降糖药物。

（8）老年糖尿病患者，尤其是并发神经病变者，容易发生无症状性低血糖。此外，低血糖易导致心绞痛的发生，严重时甚至会损伤神经系统。因此老年糖尿病患者需选用合适的降糖方案，以尽量减少或避免低血糖发生。

9. 糖尿病饮食误区及注意事项

（1）糖尿病患者能不能吃水果？作为所有糖尿病患者共同的疑问。水果含有丰富的维生素、矿物质、膳食纤维、果胶以及碳水化合物。食用水果具有以下益处：①果胶、膳食纤维能延缓葡萄糖吸收；②含糖较主食低，且进食后易产生饱腹感；③丰富的维生素C，可预防动脉硬化、延缓衰老。糖尿病患者并不是绝对不能吃水果。糖尿病患者食用水果有以下注意事项：

1）建议在糖尿病控制达标或基本达标（具体血糖及糖化血红蛋白数值请参考糖尿病的控制目标）前提下食用水果，当血糖控制不满意时建议暂时不食用水果，可食用黄瓜、西红柿来代替水果。

2）食用水果最好在两餐之间或作为加餐食用，切忌和正餐一起食用。

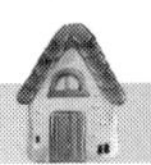

3）适量，避免多食，最好全天总量不超过200g。

4）选择含糖量较少的水果，含糖量是指每100g水果中含糖克数。①每100g水果中含糖量少于10g的水果，包括西瓜、橙子、柚子、柠檬、桃子、李子、枇杷、菠萝、草莓、樱桃等；②每100g水果中含糖量11～20g的水果，包括香蕉、橘子、苹果、梨、荔枝、芒果等；③每100g水果中含糖量高于20g的水果，包括红枣、红果等；④含糖量特别高的水果，包括红富士苹果、柿子、哈密瓜、玫瑰香葡萄、冬枣、黄桃等。含糖量越高的水果越不宜食用。

5）选择升糖指数低的水果，一般来说，升糖指数越高的水果，食用后血糖升高得越快。①低升糖指数水果，包括苹果、梨、橙子、桃子、车厘子、柚子、草莓、樱桃、葡萄等；②中升糖指数水果，包括木瓜、菠萝、香蕉、芒果、哈密瓜、猕猴桃等；③高升糖指数水果，包括西瓜、荔枝、龙眼、菠萝、枣等。

6）吃新鲜水果，不吃含糖分高的水果罐头。干果、果脯应禁止食用。

7）尽量少喝或不喝果汁，会减少水果中膳食纤维的含量。

（2）糖尿病患者只要少吃或不吃主食就能控制血糖，是部分糖尿病患者的误解。糖尿病饮食疗法作为糖尿病治疗的基础治疗手段，少数轻症糖尿病患者甚至只需要通过饮食疗法便能使血糖维持正常，中重症糖尿病患者则需要在饮食疗法的基础上配合适度运动及降糖药物治疗。饮食疗法不是单纯的控制饮食，不等于饥饿疗法，而是科学合理的饮食。主食是富含碳水化合物的食物，碳水化合物主要从主食中获取，是血糖的主要来源，主食量减少容易发生低血糖，低血糖易导致心绞痛的发生，严重时甚至会损伤神经系统，对身体多系统带来危害；主食量减少还会造成自身脂肪及蛋白质过度分解，导致身体消瘦、营养不良、免疫力下降，严重时可导致饥饿性酮症。进食主食的注意事项：

1）限定每日主食量。老年糖尿病患者每日主食在200～300g适宜。营养不良或消瘦者可适当增加10%～20%，肥胖者可适当减少10%～20%。活动量较大时可适当增加主食量，活动量较小时可适当减少主食量。

2）每餐合理分配，原则上主张一日三餐，不主张加餐，可按每餐各1/3或早餐2/5、午餐2/5、晚餐1/5分配。一般情况下，每餐主食不超过2两，不低于1两。

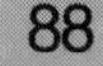

3）粗粮、细粮搭配起吃，不要单吃粗粮或单吃细粮。

4）主食宜干不宜稀。一般情况下，食物颗粒越大，升糖指数越低，反之食物颗粒越小，升糖指数越大。故同样重量的大米，加工成干饭和粥，喝粥后血

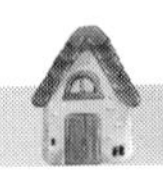

糖升高较明显。另外粥更利于吸收，也容易导致餐后血糖升高较明显。

(3) 患有糖尿病就是甜的一点也不能吃，是部分糖尿病患者的误解。糖尿病患者不能吃甜食是相对来说的，但不能笼统地通过甜味去判断食物能否食用。糖尿病患者不宜吃糖，要严格限制白糖、红糖、蜂蜜、果酱、甜点心、巧克力、含糖饮料及甜果汁的摄入，但并不意味着不能吃“甜”，为满足甜味的口感，可食用甜味剂，享受甜味剂带来的甜蜜感。甜味剂，包括木糖醇、甜叶菊类、果糖等。注意在食用市面上所买的甜味剂前应详细阅读说明了解其成分和热量。

(4) 无糖食物不含糖，可以多吃，是部分糖尿病患者的误解。无糖食物并不是不含有任何糖分，只是含糖量较低，进食过多会造成血糖升高。另外，市面上销售的无糖饼干、无糖蛋糕等，这些所谓的无糖食物内含有淀粉，在食用后可转化为葡萄糖，同样也会造成血糖升高。即使是无糖食品也不能多吃，糖尿病患者需在控制全天总热量的基础上，均衡饮食。

(5) 打了胰岛素就不需要控制饮食，是部分糖尿病患者的误解。无论您是否打胰岛素，糖尿病饮食疗法是基础和前提，要想取得良好的疗效都需要建立在合理饮食的基础上。饮食不固定，即使是胰岛素降糖治疗，血糖也不会稳定，而且波动大。纠正这种误解，配合合理饮食，避免血糖波动，有效控制血糖。

(6) 糖尿病患者能不能饮酒? 是部分糖尿病患者的疑问。饮酒可诱发低血糖,尤其注射胰岛素或口服磺脲类降糖药患者,低血糖风险增高;糖尿病患者空腹饮酒也导致低血糖风险增高。低血糖的表现与醉酒相似,往往不能及时发现低血糖和及时治疗。另外,饮酒可损害肝脏。故糖尿病患者不宜饮酒。近期反复发作低血糖,血糖波动大,有严重糖尿病急慢性并发症,有肝功能异常患者,应禁止饮酒。糖尿病患者如果饮酒有以下注意事项:

1) 不能空腹饮酒,避免诱发严重低血糖。

2) 饮酒时要进餐,避免低血糖发作。

3) 严格限制饮酒量,尽量选择酒精度数低的酒。喝啤酒不超过 450ml,葡萄酒不超过 150ml。每周喝酒不超过 2 次。

4) 饮酒前后监测血糖,避免低血糖发作。

(7) 进餐的注意事项:

1) 限定全天总热量。老年糖尿病患者属于极轻或轻体力劳动者,每日每公斤理想体重应给予 25 ~ 35kcal [理想体重计算公式:理想体重 (kg) = 身高 (cm) −105]。举例说明,165cm 的老年糖尿病患者,每日需要总热量 =25 ×(165 −105) 或 35 ×(165 −105),全天总热量在 1500 ~2100kcal。

2) 制定食物的组成。碳水化合物、蛋白质、脂肪是食物中可提供热量的三大类物质,糖尿病患者以高

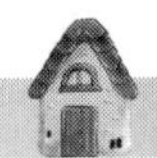

碳水化合物、适量蛋白质、低脂肪适宜。①碳水化合物：应占总热量的50%～60%，主要来自米、面等主食。②蛋白质：应占总热量的12%～20%，主要来自肉类、蛋类、乳制品、豆制品等。合并有糖尿病肾病的患者，应限制蛋白质摄入量。③脂肪：应占总热量的30%以下，肥胖，或合并有高血脂、冠心病、脑血管疾病患者，应限制脂肪摄入量，占总热量的20%以下。

3）合理餐次分配。原则上主张一日三餐，不主张加餐，可按每餐各1/3或早餐2/5、午餐2/5、晚餐1/5分配。

4）进餐与降糖药物使用时间的关联。磺脲类在餐前半小时服用。格列奈类在餐前或餐时服用。双胍类为减轻胃肠道不良反应，可在餐后或餐中服用。α糖苷酶抑制剂进餐时与第一口食物嚼碎后服用。噻唑烷二酮类服用与进餐无关。超短效胰岛素在餐前10～20分钟注射；短效胰岛素在餐前半小时注射；中效胰岛素、长效胰岛素可在每日睡前注射；预混胰岛素，如果是预混人胰岛素，如诺和灵30R、优泌林70/30，一般餐前30分钟注射，如果是预混胰岛素类似物，如诺和锐30、诺和锐50、优泌乐25、优泌乐50，餐前注射或餐后立即注射。

第五章

老年骨质疏松症

1. 认识老年骨质疏松症及其危害性

骨质疏松症是一种以骨量减少，骨质量受损及骨强度降低，导致骨质脆性增加、易于发生骨折的全身性骨病。骨质疏松症可分为原发性和继发性两类。原发性者又可分为绝经后骨质疏松症和老年性骨质疏松症。绝经后骨质疏松症发生于绝经后女性；老年性骨质疏松症多见于60岁以上的老年人。继发性者的原发病因明确，常由内分泌代谢疾病引起，如性腺功能减退症、甲状腺功能亢进、甲状旁腺功能亢进、1型糖尿病等；或由全身性疾病引起，如器官移植术后、肠吸收不良综合征、神经性厌食、肌营养不良症、慢性肾衰竭、骨髓纤维化、白血病、系统性红斑狼疮、营养不良症等。

老年骨质疏松症对身体最大的危害是发生脆性骨折，导致病残率和死亡率增加。老年患者骨折后由于疼痛、制动或长期卧床，导致生活不能自理，生活质

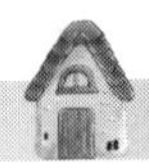

量严重下降，且由于骨折带来的治疗费用和护理费用高，对家庭、社会和经济造成沉重负担。但需要强调的是，虽然老年骨质疏松症发生脆性骨折的病残率高，但只要尽早加强预防（从自身因素及避免外界因素预防），骨质疏松及骨质疏松性骨折是可以预防和治疗的。即便以前发生过骨质疏松性骨折，只要采取适当的、合理的治疗方法仍然可以有效地降低再次发生骨质疏松性骨折的风险。

由于骨质疏松症是与年龄增加有关的退行性疾病，所以随着年龄的增长，发生骨质疏松症的风险亦逐渐增加。老年骨质疏松症是一种“悄无声息的流行病”，积极做好老年骨质疏松症的预治疗是非常重要且有意义的一项工作。

2. 老年骨质疏松症的危险因素有哪些

（1）自身因素：自身因素如下：①不良的生活方式（吸烟、酗酒、高蛋白饮食、高脂饮食、大量饮用咖啡）；②女性；③绝经年龄早（小于45岁）；④低钙摄入（在生长发育的各个阶段钙摄入少）；⑤抑郁情绪；⑥视力异常；⑦户外活动量少；⑧父母或子女或同父母的兄妹有骨折病史（非外伤所致的骨折）；⑨全身衰竭；⑩有反复跌倒史；⑪低体重；⑫痴呆；⑬肾脏衰竭；⑭有雄激素去除治疗史。

（2）外界因素：主要是应用影响骨质疏松症的药物，如：①抗癫痫药物；②糖皮质激素；③肝素；

④质子泵抑制剂（某些消化性溃疡、胃炎病人长期服用大于1年）；⑤甲状腺激素替代治疗过量。

3. 老年骨质疏松症有哪些特征性表现

老年人骨质疏松症通常有疼痛、身高缩短、驼背、骨折等特征性表现，具体表现如下：

（1）疼痛：疼痛是老年骨质疏松症的最常见症状，大部分老年人以腰背痛多见，疼痛沿着脊柱向两侧扩散，平卧位或坐位时疼痛可减轻，直立时或久站、久坐后疼痛又会加重，白天疼痛较轻，夜间或早晨醒来后又会加重。当体力活动增加时疼痛加重，或出现明显的活动受限，严重时翻身、起坐及行走时都成困难，以长期卧床为主。

（2）身高缩短、驼背：主要是指脊柱变形，常常见于单个或多个胸椎、腰椎发生压缩性骨折之后，出现脊柱压缩变形，使脊椎前倾，背屈加剧，形成驼背，随着骨质疏松症的加重，驼背的曲度会逐渐加大。另外，胸椎压缩性骨折会出现胸廓变形，影响心肺功能，出现气短、胸闷、呼吸困难的症状。腰椎压缩性骨折会出现腹痛、腹胀、便秘、食欲减退等症状。

（3）骨折：骨折是老年骨质疏松症的最常见和最严重的并发症。常常发生于轻微活动或跌倒后，骨折常见的部位为胸椎、腰椎、股骨颈、前臂。

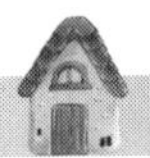

4. 老年骨质疏松症的诊断离不开骨密度测定

骨质疏松症的诊断除根据病史和患者表现外，其确诊离不开骨矿密度（简称骨密度）测定。通常采用双能 X 线吸收法测定骨密度。根据骨密度测定结果，确定是否存在骨质疏松症，然后再区别是原发性或继发性骨质疏松症。

中国老年学学会骨质疏松委员会根据中国人群的实际情况提出中国人骨质疏松症诊断标准，规定了骨密度诊断标准和峰值骨量下降百分率及分级标准（见表 5-1 和表 5-2）。

表 5-1　骨密度诊断标准

骨密度 1 标准差之内	正常
骨密度 1～2 标准差	骨量减少
小于骨密度 2 标准差以上	骨质疏松症
小于骨密度 2 标准差以上	伴有一处或多处骨折，为严重骨质疏松症

注：以汉族妇女双能 X 线吸收法测量峰值骨量（骨密度 ± 标准差）为正常参考值

表 5-2　应用腰椎骨量下降百分率（%）诊断法

骨量下降 12% 之内	正常
骨量下降 13%～24%	骨量减少
骨量下降大于 25%	骨质疏松症
骨量下降大于 25%	伴有一处或多处骨折，为严重骨质疏松症
骨量下降大于 37%	无骨折，也可诊断为严重骨质疏松症

5. 老年骨质疏松症应该怎样治疗

第一，一般治疗和调整生活方式

（1）低盐、富含高钙和适量蛋白质的均衡饮食。

（2）适量增加日光照射、户外活动的时间（每周4~5次，每次1~2小时）。

（3）戒烟和戒酒。

（4）防止跌倒。

第二，药物治疗：需在专科医生的指导下使用下列三类药物：

（1）抑制骨吸收的药物

1）双膦酸盐：双膦酸盐是一类与钙有高度亲和力的人工合成化合物。双膦酸盐能增加骨密度，降低骨折的风险。常见药物有：①阿仑膦酸钠：为口服制剂，每粒70mg，每周一次，或每粒10mg，每日一次，应空腹服药，用200~300ml白开水服用，且服用后30分钟内保持站立体位，避免进食牛奶、果汁等饮料及任何食品、药品。②依替磷酸二钠：每日400mg，于清晨空腹时口服，服药1小时后方可进餐或饮用含钙饮料，一般连服2~3周。通常需隔月1个疗程。③伊班膦酸钠：为静脉注射剂，每3个月使用一次，每次2mg，肾脏功能不好者需慎用，需在医生监督下使用。④唑来膦酸钠：为静脉注射剂，每年使用一次，每次5mg，肾脏功能不好者需慎用，需在医生监督下使用。可能出现一些不良反应：胃肠道反应、感冒样症状、

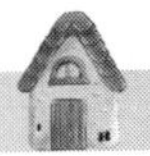

下颌骨坏死等。

双膦酸盐类药物使用时的注意事项：①长期用药可损害骨矿化，一般主张低剂量间歇给药；②用药期间需补充钙剂；③消化道反应较多见，偶可发生浅表性消化性溃疡；④静脉注射可导致二磷酸盐-钙螯合物沉积，故有血栓栓塞性疾病、肾功能不全者禁用；⑤治疗期间追踪疗效，并监测血钙、磷和骨吸收生化标志物。

2）降钙素：增加骨密度，降低骨折风险，且可以缓解骨痛症状。鲑鱼降钙素有鼻喷剂和注射剂两种制剂。鼻喷剂每日200IU；注射剂每次50IU，皮下或肌内注射，每天一次，每周2～7次。注意降钙素为多肽类物质，有过敏史或有过敏反应者慎用或禁用。应用降钙素制剂前需补充数日钙剂和维生素D。

3）雌激素：雌激素可减少骨质吸收。雌激素补充治疗的适应证为：①主要用于绝经后骨质疏松症的预防；②围绝经期伴有或不伴有骨量减少者；③卵巢早衰或因各种原因切除卵巢者。不宜或暂不宜使用雌激素的情况主要有：①子宫内膜癌和乳腺癌者；②子宫内膜异位者；③不明原因阴道出血者；④活动性肝炎或其他肝病伴肝功能明显异常者；⑤系统性红斑狼疮者；⑥活动性血栓栓塞性疾病者。

常用雌激素制剂和用法如下：①乙烯雌酚或雌二醇，每日0.5～1mg，口服，4周后停用1周，有时在

最后5日可加用黄体酮。②尼尔雌醇，每2周服2mg，每月加用甲羟孕酮5~6日，每日4mg。③替勃龙，具有雌、雄、孕激素作用，每日1.25~2.5mg口服。④雌二醇皮贴剂贴于臀部或腹部皮肤，每24小时能释放雌二醇0.05~0.1mg，每周更换1~2次，用3周后改服甲羟孕酮10日，每日服5~10mg，待出血停止后重复用贴剂。

4）选择性雌激素受体调节剂：适应于治疗绝经后骨质疏松症。常用制剂有他莫昔芬，每日20mg；雷洛昔芬，每日30mg或60mg。有血栓栓塞疾病及血栓倾向者禁用。

（2）促进骨形成的药物：

1）氟化钠：氟可与羟磷灰石晶体结合，有稳定骨盐晶体结构的作用，抑制骨质吸收。一般每日40~60mg，疗程可达1年。必要时与钙剂和维生素D联合治疗。剂量过大可引起骨质过度钙化。

2）同化激素：同化激素有对抗分解代谢作用之外，还能刺激骨形成和增加肌肉组织。常用药物有癸酸诺龙和苯丙酸诺龙。每月注射50mg的癸酸诺龙对快速丢失型骨质疏松症患者有效。本品只适用于男性骨质疏松症的治疗。副作用可有肝损害，并常导致水钠潴留。

（3）骨矿化药物

1）钙剂：钙的补充并不能使骨量增加，但能使骨

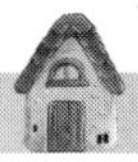

钙停止丢失。不论何种骨质疏松症均应补充适量钙剂。绝经后妇女和老年人每日钙剂推荐摄入量1000～1200mg（其中食物中可以获得约600mg钙）。除有目的地增加饮食钙含量外，尚可补充碳酸钙、葡萄糖酸钙、枸橼酸钙等制剂。钙尔奇D片，每日服一次，每次服1～2片，每片含碳酸钙1500mg可提供元素钙600mg，每片含维生素D_3 125IU，可使钙吸收得较完全。补钙后应监测血和尿钙浓度，过量补钙会诱发高钙血症和泌尿系结石。

2）维生素D及其衍生物　维生素D是促进人体钙吸收的主要元素，其活性形式是骨化三醇［1，25$(OH)_2D_3$］，由维生素D经肝细胞羟化酶羟化而成。在补充适量钙剂的同时补充维生素D每日800～1200IU/d，或骨化三醇每日0.25～0.5μg/d，α骨化醇每日0.25～1μg等。国际骨质疏松基金会建议老年人血清25羟基维生素D≥75nmol/L（30ng/ml）以降低跌倒和骨折的风险。补充时应注意个体差异，定期检测血钙的尿钙水平。

6. 老年患者补钙的注意事项

（1）补钙的同时要注意补充维生素D：如果没有维生素D的参与，人体对食物中钙的吸收还达不到10%，同时维生素D还具有促进肾脏对钙的重吸收和调节血钙水平等功能。人体内维生素D的来源一是从食物中获得，二是通过阳光的紫外线照射皮肤合成。

冬天老年人很少到户外活动，自然维生素 D 的数量会减少，所以应当适量补充以使人体能最大限度地吸收钙质。

（2）如何选择种类繁多的钙剂：要挑选富含钙剂高的产品，一定不要被五花八门的广告蒙住了双眼。一般正常人每天需要补充的钙量减去食物中获得的钙量，每天还需额外补充 500 ~600mg 的钙，而市场上的许多钙剂是达不到这个剂量的。大部分厂家将不溶于油脂的碳酸钙强行溶于油脂内，打着液体钙好吸收的幌子，这样做对钙剂的吸收没有促进作用，反而降低钙量。应该慎重选择这类补钙产品。

（3）钙剂一定要吸收好：科学研究证明各种钙剂的吸收率多在 30% ~40%之间，葡萄糖酸钙 27%，乳酸钙 32%，醋酸钙 29%，柠檬酸钙 21%，碳酸钙却高达 39%，所以碳酸钙的吸收率最高。

（4）选择含钙丰富的食物：牛奶、海带、虾皮、豆制品、动物骨头、木耳、芹菜、花生等食物中含钙较为丰富。虽然日常生活中我们已经多吃含钙高的食物，但是对于老年人，光靠食疗是不够的，必须服用额外的钙剂来维护我们的骨骼健康，补充足量的、含有维生素 D 的钙剂是非常必要的。

第六章

老年肺炎

1. 为什么说老年肺炎是索命的魔鬼

老年肺炎是指60岁以上的老年人的肺间质、肺泡以及终末气道的炎症，可由病原微生物、理化因素、免疫损伤和药物所致。有调查显示，60岁以上老人肺炎发病率是年轻人的5倍，总体死亡率高达30%以上，是年轻人的6倍。人们都知道，人体最重要的器官是心、脑、肺、肝、肾。心脑怕梗死，肝肾怕衰竭，那都是要命的病。而肺脏既会出现栓塞，又可能发炎，导致肺衰竭。肺衰竭的缺氧及其毒素会迅速引起连锁反应，损害多器官，在多器官衰竭的多米诺效应中，肺衰竭往往是倒下的第一块骨牌，是多器官衰竭的启动因素。呼吸衰竭后很快心脏功能衰竭→循环衰竭→多脏器衰竭，导致死亡。这是许多老年人死亡的“多米诺效应”。

与成年人肺炎不同的是，老年人肺炎的临床表现多种多样，甚至缺乏呼吸道症状，更缺乏典型的肺炎症状，因此，有人称其为“无呼吸道症状的肺炎”，有以下特点：

（1）起病隐匿：在老年患者中，通常可见到慢性支气管炎或慢性肺气肿等呼吸系统疾病，在此基础上患肺炎，则肺炎的初发症状更难于发现。临床症状往往在不知不觉中加重，常无发热或只有低热或寒战，但可出现腹胀、腹泻、腹痛等消化系统的症状。也可出现表情淡漠、恍惚、嗜睡、躁动不安，甚至昏迷等神经精神系统的症状。还可出现心慌、气短、心律失常、浮肿、虚脱、休克等心血管病的症状。

（2）症状不典型：多无发热、胸痛、咯铁锈色痰等典型症状，有症状者仅占35%左右。首发症状以非呼吸道症状突出：可首先表现为腹痛、腹泻、恶心、呕吐及食欲减退等消化道症状，或心悸、气促等心血管症状，或表情淡漠、嗜睡、谵妄、躁动及意识障碍等神经精神症状。高龄者常以典型的老年病五联征（尿失禁、精神恍惚、不想活动、跌倒、丧失生活能力等）之一或多项出现。

（3）并发症多：大部分与原有的多种慢性基础疾病有关。常见并发症有休克、严重败血症或脓毒血症、心律失常、水电解质紊乱和酸碱失衡、呼吸衰竭、心力衰竭及多器官功能衰竭，成为老年肺炎死亡的重要原因。

（4）病程长、死亡率高：由于老年人免疫功能降

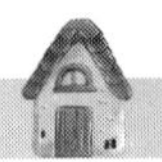

低，肺炎吸收缓慢，病程时间较长，多数在1～2个月才完全吸收。老年肺炎患者发病年龄越大，病死率也越高。

2. 引起老年肺炎的常见病因有哪些

老年肺炎的常见病因可分为感染性和非感染性，绝大多数是感染性的。

(1) 感染性病因：老年人肺炎的病原体中，细菌仍占主要地位，但肺炎链球菌较一般人群感染低，约占社区感染的40%～60%，其次为流感嗜血杆菌。医院外患有基础疾病以及院内感染者，则肺炎链球菌感染比率下降，金黄色葡萄球菌、克雷伯杆菌属和铜绿假单胞杆菌的假单胞菌属则为常见菌群。无论院外或院内老年肺炎，厌氧菌感染是需要重视的感染，是吸入性肺炎的重要致病菌，常见者有梭杆菌属、类杆菌属、消化球菌、消化链球菌等，通常为多种厌氧菌或与需氧菌混合感染。厌氧菌感染多见于有误吸倾向的患者，常伴有神经系统疾病，神志改变、吞咽障碍或应用镇静剂等情况。老年人是军团菌肺炎的高危易患者，60岁以上感染的危险性是年轻人的2倍。军团菌肺炎大多数为散发性，偶有暴发性流行，流行多发生于旅馆或医院，可能与水污染有关。可引起老年肺炎的病毒有流感病毒、副流感病毒、呼吸道合胞病毒和腺病毒。最主要的是流感病毒，70岁以上老年人的发生率是40岁以下者的4倍。在美国，65岁以上老人占流感相关死亡率的90%。其他尚有病毒、衣原体可产生肺炎。

（2）非感染性病因：一方面，老年人肺炎发病率高与老龄人全身及呼吸系统的功能减退、免疫防御功能下降等易患因素有关。老年患者细胞及体液免疫功能降低，呼吸道免疫球蛋白分泌减少，巨噬细胞吞噬功能降低，同时老年病人合并存在慢性支气管炎、心脑血管疾病、糖尿病等导致机体抵抗力下降，在外界因素的诱发下容易引起肺部感染。另一方面，老年患者胸廓活动受限、膈肌运动减弱、肺泡结构老化易形成老年性肺气肿，呼吸道纤毛运动能力减低，消除呼吸道分泌物能力下降，造成呼吸道分泌物聚集，咳嗽反射减弱，吞咽障碍，容易发生误吸，增加肺部感染发生的机会。

3. 老年肺炎有哪些常见表现

（1）典型老年肺炎的表现：常见发热（35%～85%）、咳嗽（35%～81%）、呼吸增速（56%）、胸痛（62%）、畏寒（62%）、咳痰（56%）和喘鸣（23%）等。另外颜面、黏膜、肢端充血或发绀，衰弱无力等亦常见。其发热多不规则，甚至病人也感觉不到有发热的痛苦。咳嗽、咳痰，痰多为白色黏液痰，脓性痰及铁锈色痰较少见。胸痛多为炎症波及胸膜所引起，表现为刺痛，特别在咳嗽及深呼吸时加重。少数下叶肺炎累及膈胸膜的周围部分时，可有上腹痛，

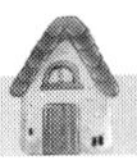

并可放射到肩部。呼吸加快常是老年人肺炎有价值的诊断指标。有资料表明，只有25%的影像学诊断肺炎的患者，在相应区域可闻及细湿啰音，49%的患者在肺的任何部位都听不到湿啰音，16%的患者在相应部位可听到干鸣音、喘鸣音或呼吸音减低，没有异常听诊发现的占肺炎患者的25%。极少出现典型肺炎的语颤增强，支气管呼吸音等肺实表体征。可出现脉速、呼吸快、呼吸音减弱、肺底部可闻及湿啰音，但易与并存的慢性支气管炎、心衰等相混淆。

(2) 基础疾病的表现：如慢性心功能不全或心肌梗死基础病患者发生肺炎时，其突出临床表现可能是心律失常、发生心衰或加重甚至出现休克；在高龄脑血管疾病伴痴呆者发生肺炎时以神志和精神症状或体征加重为突出表现。

老年人肺炎病情变化多、并发症多，常常出现呼吸衰竭、心力衰竭、严重心律失常、上消化道出血、休克、心绞痛、急性心肌梗死、胸腔积液或气胸等并发症的临床表现。

4. 如何早期识别老年肺炎

(1) 重视识别早期症状：老年人的基础疾病和伴随的医疗问题多，诊断时要透过现象看本质，关键是重视老年人肺炎的易患危险因素。对于老年人，具有发热、咳嗽、咳痰、肺部实变征与湿性啰音、中性粒细胞增高、X线检查肺部有炎性阴影，诊断并不困难。

对于有吸烟史的老人，具有发热、咳嗽，痰多或有特殊恶臭味、气促、肺部出现或增多湿性啰音、X 线下肺部炎性阴影，诊断也比较容易。但是，对于一些呼吸道症状、体征不明显的患者则易漏诊或误诊。

老人有下列征象者应警惕肺炎的可能：①不能用其他原因解释的精神萎靡、意识障碍、呼吸急促、心动过速、食欲锐减；②不能用其他原因解释的心功能不全、血压下降、呼吸衰竭；③慢性肺部疾病患者不能用其他原因解释的呼吸道症状、体征加重；④既往健康者出现轻微的呼吸道症状、脓性痰、肺部湿啰音；⑤不能用其他原因解释的轻微或中度发热、白细胞总数和粒细胞增高。

（2）合理选择辅助检查：对怀疑有肺炎的老年患者可以进行下列检查来协助诊断：第一，血常规检查：白细胞计数及分类，约半数以上老年肺炎患者白细胞总数增高，也有少数病例白细胞总数降低，但通常中性粒细胞将超过 80%，有时可见中毒颗粒和核左移。第二，影像学检查：X 线胸片对老年肺炎诊断非常重要，但发病之初胸片可能是正常的，发病 24 小时后可见肺部有新的浸润灶。老年肺炎 80% 以上表现为支气管肺炎，少数表现为节段性肺炎，典型的大叶性肺炎则少见。X 线下提示病灶多发生在两肺中、下部的内、中带。老人若在半年内在同一部位多次发生肺炎，或积极治疗下肺部阴影迁延 6 ~8 周以上不愈，应警惕肿

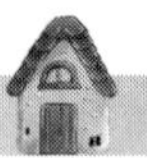

瘤引起阻塞性肺炎的可能，应进一步作纤维支气管镜、CT 或 MRT 检查。第三，细菌培养：痰细菌培养不仅可以协助诊断而且可以确定病原体，药敏试验有助于抗生素选择。

5. 老年肺炎应如何选择合理的治疗

老年患者由于并发症较多，机体的各个器官功能都明显衰退，病情进展快，预后不佳。因此，在治疗老年人肺炎的同时，要积极治疗老年人其他基础疾病和并发症，早期正确的综合治疗，能降低老年人肺炎的病死率。

(1) 抗感染药物的选择

1) 经验治疗：明确病原菌及其药物敏感性后，作针对性治疗最为合理，但常由于病情危重而不能等待痰检结果，或痰检尚未获得致病菌时，则可根据院内、外细菌感染的规律，经验性选用抗生素治疗。

院外感染肺炎虽仍以肺炎链球菌为常见的致病菌，但治疗时必须兼顾到革兰阴性杆菌的治疗。青霉素对革兰阳性球菌和除脆弱类杆菌以外的厌氧菌均有强效，亦可选用第一代头孢菌素类药物。耐药菌和革兰阴性杆菌感染尚可应用第二代头孢菌素类或 β 内酰胺类抗生素和氨基糖苷类联合治疗。甲硝唑对厌氧菌具强大抗菌活性、为治疗吸入性肺炎的重要药物之一。

院内感染肺炎的病原体复杂，治疗主要针对革兰阴性细菌、兼顾革兰阳性菌，尤其是金黄色葡萄球菌，可使用氨基糖苷类联合第二代或第三代头孢菌素类药物。新一代的氟喹诺酮类如氧氟沙星、环丙沙星均具有广谱抗菌作用，可应用于院内、外感染。金黄色葡萄球菌产生青霉素酶，对青霉素耐药已达90%以上，对耐酶青霉素如苯唑西林和第一代头孢菌素有效；而院内感染则以甲氧西林耐药金黄色葡萄球菌（MRSA）为常见，对青霉素和耐酶青霉素均产生耐药，而对万古霉素、利福平、氟喹诺酮类药物敏感，尤以万古霉素治疗效果为佳。现院外甲氧西林耐药金黄色葡萄球菌感染亦时有发现，考虑治疗方案时应加注意。亚胺培南是一种新型的碳青霉烯类抗生素，有广谱、高效抗菌活性，可作用于大多数革兰阳性和革兰阴性需氧菌和厌氧菌，铜绿假单胞杆菌对其容易产生耐药性。

2）根据药物敏感试验调整抗感染治疗：根据致病菌及其药敏选药：革兰阳性球菌可用青霉素类，头孢菌素1、2代，或3代喹诺酮类。革兰阴性菌一般采用广谱抗生素或联合用药，如流感杆菌、肺炎杆菌，可选氨苄西林，或用2、3代头孢菌素。铜绿假单胞杆菌、大肠杆菌、克雷伯杆菌，首选2、3代头孢菌素或3代喹诺酮类药物，可联合用药。军团菌肺炎首选红霉素。支原体或衣原体首选红霉素或环丙沙星。厌氧菌多为双相感染，应用青霉素G或广谱抗生素加甲硝唑静滴。

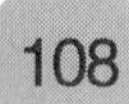

3）重视药物对器官功能的影响：老年人各组织器

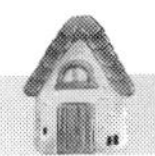

官呈退行性改变，对药物耐受性差，容易产生毒性反应，特别是肾脏功能随年龄增加而减退。正常老年人肾小球滤过率已有所减少，一般70岁以上老人用药量可酌情减少。氨基糖苷类抗生素自肾的清除随年龄增长而明显减少，药物在体内聚集增多，血药浓度升高，容易产生耳、肾毒性，临床上因应用该类药物不当而产生肾衰竭，甚致导致死亡的病例时有报道，故在应用氨基糖苷类药物时必须小心、审慎。用药时宜作血药浓度监测以便随时调整用药量，避免引起肾的毒性。万古霉素对甲氧西林耐药金黄色葡萄球菌感染作用甚佳，为避免产生耳、肾毒性，用药时，亦宜作血药浓度监测。

(2) 鼓励自行排痰：老年人咳嗽无力、失水等原因使痰液黏稠，容易阻塞支气管，加重感染。口服和静脉补充水分是稀化痰液最有效的方法，但应注意适量。还可通过鼓励咳嗽、深呼吸，翻身拍背，使用去痰剂、超声雾化等促进排痰。

(3) 适当氧疗，纠正缺氧：生理状态下的氧分压(PaO_2)随增龄而降低，老年人氧分压的正常参考值为≥9.33kPa (70mmHg)。因此约半数的老年肺炎患者伴有低氧血症。一般采用鼻导管或面罩给予较高浓度(40%~60%)氧，伴有二氧化碳潴留者应采取低浓度<30%给氧。

(4) 防止误吸：吸入性肺炎患者应谨慎进食，头部抬高，以防再次误吸。平卧位时头部抬高60°，侧卧时抬高头部15°，对于假性延髓性麻痹所致吞咽困难者，应插胃镜鼻饲。另外应加强口腔护理，防止口腔内的细菌不断进入肺内。

（5）重视并发症和并存病：经上述处理后，病情不改善或改善缓慢，除了重新考虑诊断外，应特别警惕并发症的发生。另外，老年人发生肺炎后，原有慢性疾病（并存病）可能恶化。因为，应重视并发症和并存病的处理。

（6）支持治疗：老年人肺炎要重视支持治疗如补充血容量、及时纠正水、电介质平衡失调，老年患者多为负氮平衡、需要给予充分的高热量、高蛋白、高维生素饮食、酌情给予静脉滴注白蛋白、血浆、氨基酸或高营养液等。

（7）中药治疗：中药治疗也是治疗肺炎的一大法宝，可以根据不同证型，辨证论治，应请专业的中医师进行处方。

6. 预防老年肺炎在日常生活中有哪些要注意的细节

老年肺炎患者的治疗时间长，治疗结果差，具有较高的病死率。因此早期预防老年性肺炎非常重要。在日常生活中需要做到如下几点：

（1）积极治疗其他疾病：特别要防止感冒和上呼吸道感染，您别小瞧了感冒，它可是破坏呼吸道防线的罪魁祸首，一旦上呼吸道纤毛摆动、分泌抗体、补

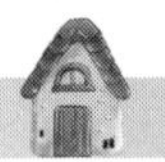

体及溶菌酶的功能、免疫细胞吞噬功能被破坏，微生物就可以长驱直入，直达肺泡，引起肺炎。当然，老年人也应及早治疗“三高”疾患（高血压、高血脂、糖尿病）、心脏、肝、肾等疾患，保护好免疫功能，也就更有能力抵抗肺炎。慢性气管炎、鼻炎、鼻窦炎、咽喉炎、牙周炎等疾病是引起老年肺炎的常见原因，以清除呼吸道感染的隐患。患慢性病，尤其是合并呼吸道疾病的老人，要积极治疗，还可以定期注射肺炎疫苗。

（2）积极参加体育锻炼：首先要在力所能及的情况下，积极参加体育锻炼，以增强体质，提高耐寒抗病能力。要增强呼吸功能，逐渐由胸式呼吸转为腹式呼吸，即吸气时鼓起肚子以使膈肌下降、气沉丹田，动作力求悠而缓，以增强呼吸深度。也可以通过太极拳和呼吸操进行锻炼。

（3）培养良好的饮食习惯：要养成良好的生活习惯，平日多吃一些营养高、易于消化的食物，多饮水，以利痰液稀释排出，不吸烟、不酗酒。在饮食上要选择高蛋白、高碳水化合物、低脂肪食物以及富含维生素A、维生素C的蔬菜水果，如适当多吃些鲜鱼、瘦肉、牛羊肉、鸡及鸡蛋、菜花、胡萝卜、西红柿、苹果、香蕉、梨等。

（4）保持环境的清洁卫生：老人居室应保持清洁，阳光充足，通风换气，做到定期消毒。老人宜多到空

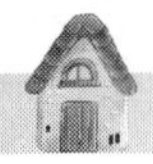

气新鲜的场所锻炼和游艺，不可在马路边下棋打牌或遛弯儿。那里的空气污染最严重，对肺是极大的威胁。老人应选择空气质量较好的时段外出活动，避免与减少吸入空气中有害物质。空气质量不佳时外出最好戴上口罩，以防御呼吸道疾病。

（5）中医保健：晚上睡觉前，用热水充分泡泡手和脚，使之温热充血，约10分钟左右，这样能通过神经反射使上呼吸道、鼻咽部毛细血管扩张，血流增加，局部抵抗力增强。在每天临睡前可坐在椅上，身躯直立，两膝自然分开，双手轻放在大腿上，头正目闭，全身放松，意守丹田，吸气于胸中，呼气时从上向下轻拍，约10分钟，然后用手背随呼吸轻叩背部肺腧穴，此法有清肺利气之效。

第七章

老年慢性阻塞性肺疾病

1. 老年慢性阻塞性肺疾病是一种什么样的疾病

近年来随着人口老龄化趋势的发展，加上雾霾天气等环境因素的困扰，老年慢性阻塞性肺病（简称慢阻肺）病人越来越多。很多人认为咳嗽不是大病，却不知肺部病变已经拉开序幕。人们常说的慢阻肺是指一种不完全可逆的气流受限为特征的疾病，气流受限呈进行性发展，与肺部对香烟烟雾等有害气体或有害颗粒的异常炎症反应有关。慢阻肺主要累及肺脏，但也可引起全身（或称肺外）的不良效应。

慢阻肺与慢性支气管炎和肺气肿密切相关。通常，慢性支气管炎是指在除外慢性咳嗽的其他已知原因后，患者每年咳嗽、咳痰 3 个月以上，并连续 2 年者。肺气肿则指肺部终末细支气管远端气腔出现异常持久的扩张，并伴有肺泡壁和细支气管的破坏而无明显的肺纤维化。当慢性支气管炎、肺气肿患者肺功能检查出现气流受限，并且不能完全可逆时，则诊断为慢阻肺。

如患者只有慢性支气管炎和（或）肺气肿，而无气流受限，则不能诊断为慢阻肺。肺功能检查对确定气流受限有重要意义，在吸入支气管舒张剂后，第一秒用力呼气容积（FEV_1）/用力肺活量（FVC）<70%表明存在气流受限，并且不能完全逆转。

随着年龄的增长，慢阻肺患病率增加，老年人发病率明显高于一般成年人。通常认为老年慢阻肺为60周岁以上的慢阻肺病人。慢阻肺对人类造成的危害日趋严重，慢阻肺的流行特点如下：

第一，全世界慢阻肺的发病率和病死率呈上升态势，世界卫生组织（WHO）预计到2020年该病全球病死率将由现在的第6位上升到第3位。我国一项最新的流行病学调查显示，目前我国60岁以上人群中慢阻肺的患病率达8.2%，估计我国的慢阻肺病人已超过3800万。我国每年因慢阻肺死亡的人数超过100万，致残人数500万以上，病人因肺功能进行性减退，劳动力和生活质量受到严重影响，给家庭和社会造成巨大的负担。

第二，在老年人所有呼吸道疾病中，慢阻肺称得上是不动声色的杀手。由于肺的代偿非常强，慢阻肺的特点是早期无症状，这就给诊断、防治带来困难，有症状时已经有气道的改变，气道狭窄，呼吸气流受限且进行性加重。由于慢阻肺的病情发展有“走台阶”的倾向，即每一次急性加重，对肺功能都是一次巨大打击；在经过治疗病情稳定后，患者的呼吸功能也无法恢复急性加重期之前的水平，相当于下了一个台阶；而到下一次急性发重，患者的呼吸功能会再次受到沉重打击。

第三，老年慢阻肺病人的合并症和并发症较多，慢阻肺是一种全身性的疾病，不仅呼吸系统受累，常合并肺癌、气胸、肺结核、糖尿病、高血压等，甚至多器官衰竭。慢阻肺患者病情急性加重会使其肺功能进行性恶化，并累及心脏，发展成肺源性心脏病，最终导致呼吸衰竭和全身脏器衰竭。

2. 如何发现患了老年慢性阻塞性肺疾病

您感觉透不过气吗？您可能患有慢阻肺！老年慢阻肺病人最常见的表现是咳嗽、咳痰和气喘。一般起病缓慢，病程较长。慢阻肺的主要症状如下：

(1) 慢性咳嗽：常晨间咳嗽明显，夜间有阵咳或排痰。慢性咳嗽随病程发展终身不愈。

(2) 咳痰：一般为白色黏液或浆液性泡沫性痰，偶可带血丝，清晨排痰较多。急性发作期痰量增多，可有脓性痰。

(3) 气短或呼吸困难：早期在劳动时出现，后逐渐加重，以致在日常活动甚至休息时也感到气短。

(4) 喘息和胸闷：部分病人特别是重度病人或急性加重时出现喘息。

老年人如果出现以上症状时要小心患了老年慢阻

肺，需要到医院就诊以明确诊断。慢阻肺的诊断应根据临床表现、危险因素接触史、肺功能检查等资料综合分析确定。考虑慢阻肺的主要症状为慢性咳嗽、咳痰和（或）呼吸困难及危险因素接触史；存在不完全可逆性气流受限是诊断慢阻肺的必备条件。肺功能测定指标是诊断慢阻肺的金标准。在诊断老年慢阻肺的同时，要注意与支气管哮喘、支气管扩张、肺结核、肺癌等疾病相鉴别。

值得注意的是，慢阻肺的发病初期病人常无明显不适，许多病人常常到出现呼吸困难严重时才求医，而这时病情已经进展到中度以上。采用病人自测题有助于早期发现：①你经常每天咳嗽数次？②你经常有痰？③你是否比同龄人更容易感觉气短？④你的年纪是否超过 60 岁？⑤你现在是否吸烟，或者你曾经吸烟？如果有三个以上问题回答“是”，即应向医生咨询，并进行肺功能检查，肺功能检查是慢阻肺诊断的重要手段，有助于早期诊断慢阻肺，并得到早期治疗。

3. 老年慢性阻塞性肺疾病治疗采取哪些方法

老年慢阻肺发作时，不仅要控制慢阻肺的症状，还要考虑其他慢性基础疾病的存在，统筹兼顾，急性期则治标，慢性期则治本。从而保护脏器功能，减少老年慢阻肺病人的病死率，提高生活质量和生存率。

（1）急性发作的严重阶段

1）合理使用抗生素：慢阻肺病人的抵抗能力相对

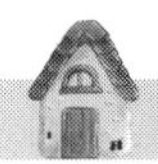

较差，而抗生素的长期使用会在一定程度造成正常菌群抑制局面，最终引发菌群失调，所以抗生素的使用要以细菌的具体培养结果作为选择依据，保证科学合理化。在紧急状态下，也可采取经验治疗用药，再根据临床治疗效果和药物敏感试验的结果调整用药。

2）支气管扩张剂：临床常用的支气管扩张剂有 β_2 受体激动剂（沙丁胺醇、特布他林等）、抗胆碱药（异丙托溴铵、噻托溴铵等）和茶碱类药物（氨茶碱、多索茶碱等）三类，联合应用有协同作用。

3）吸入糖皮质激素：有反复病情恶化史和严重气道阻塞，第一秒用力呼气容积（FEV_1）<50%预计值的病人有吸入糖皮质激素的指征。

4）祛痰和镇咳：祛痰剂常用药物有盐酸氨溴索、乙酰半胱氨酸等，仅用于痰黏难咳者，镇咳药可能不利于痰液引流，应慎用。

5）抗氧化剂：应用抗氧化剂如 N-乙酰半胱氨酸、羧甲司坦等可降低疾病反复加重的频率。

6）氧气治疗：根据患者病情，选择鼻塞和鼻导管吸氧法、面罩吸氧法、经气管导管氧疗法、机械通气给氧法等吸氧方法。吸氧时宜注意以下几点：①密切观察氧疗效果，如呼吸困难等症状减轻或缓解，心跳正常或接近正常，则表明氧疗有效。否则应寻找原因，及时进行处理。②高浓度供氧不宜时间过长，一般认为吸氧浓度 >60%，持续 24 小时以上，则可能发生氧中毒。③对慢阻肺急性加重病人给予高浓度吸氧，有可能导致呼吸抑制使病情恶化，一般应给予控制性（即低浓度持续）吸氧为妥。④氧疗注意加温和湿化，呼吸道内保持37℃温度和95%～100%湿度是黏液纤毛系统正常清除功能的必要条件，故吸入氧应通过湿化瓶和必要的加温装置，以防止吸入干冷的氧气刺激损伤气道黏膜，致痰干结和影响纤毛的“清道夫”功能。

7）机械通气治疗：老年慢阻肺病人可通过无创或有创方式给予机械通气（应用呼吸机），无论是无创或有创方式都只是一种生命支持方式，在此条件下，通过药物治疗消除慢阻肺加重的原因使急性呼吸衰竭得到逆转。①无创性机械通气：老年慢阻肺急性加重期病人应用无创性机械通气可降低二氧化碳分压（$PaCO_2$）水平，减轻呼吸困难，从而降低气管插管和有创机械通气的使用，缩短住院天数，降低病人病死率。②有创性机械通气：在积极药物和无创性机械通气治疗后，病人呼吸衰竭仍进行性恶化，出现危及生命的酸碱失衡和（或）神志改变时宜用有创性机械通气治疗。老年慢阻肺患者撤机可能会遇到困难，需要设计周密方案，确保撤机的安全。

（2）缓解期治疗

1）长期家庭氧疗：氧疗是治疗老年慢阻肺的主要措施之一，如果有慢性呼吸衰竭，建议长期低流量吸

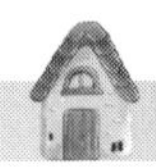

氧，每天15小时以上，可以采用家庭制氧机供氧。为了保证治疗效果，要严格掌握病人吸氧的具体浓度以及氧流量等，同时使病人明确氧疗的目的，是为了减缓病人的病情发展。

2）康复治疗：慢阻肺在急性症状控制后，肺功能仍呈进行性下降，其下降速度大于由于增龄衰老因素而引起的肺功能下降速度。已经认识到，慢阻肺稳定期病人，在医生指导下进行切合自身实际情况的呼吸功能锻炼，有利于预防急性发作，改善日常活动能力，恢复受损的心肺功能，防止或减缓心肺功能的继续减退，预防或减轻慢性缺氧和二氧化碳潴留所引起的各种并发症。常用锻炼方法有：①缩唇呼气锻炼：缩唇呼气增加气道外口段阻力，使等压点移向中央大气道，可防止气道过早闭合。教会老年人用鼻吸气用口呼气，呼气时嘴唇缩成圆筒状，气体经缩窄嘴唇缓慢呼出，吸气与呼气之比为1:2。②腹式呼吸锻炼：指导老年人做深而缓的腹式呼吸，使呼吸道阻力减低，潮气量增加，死腔通气比例降低，气体分布均匀，通气/血流比例失调改善，同时，通过腹肌主动的舒张与收缩可加强膈肌运动，提高通气量，减少氧耗量，从而减轻呼吸困难，提高活动耐力。老年人取立位或坐位，一手放于腹部，一手放于胸部，呼气时尽力挺腹，胸部不动，呼气时腹部内陷，尽量将气体呼出，每分钟呼吸7~8次，锻炼持续10~20分钟，每日两次，掌握腹式呼吸后应将缩唇呼吸融入其中，能有效增加呼吸运动的力量和效率，调动通气的潜力。

3）心理治疗：慢阻肺病人的病程时间较长，需要进行反复性的住院治疗，加剧了病人对于生活自信心的丧失，所以要在治疗过程中多与病人进行疾病知识的讲解，同时要向病人讲解心理情绪不佳可能对病情所造成的影响，引导病人形成乐观向上的心理状态。

4）合理饮食：胖的要减肥，瘦的要加强营养，少食多餐。食物不可太咸，忌油炸、易产气的食物，应多吃高蛋白、高热量、高维生素、低脂、易消化饮食，如瘦肉、蛋、奶、鱼、蔬菜和水果等。吃饭时少说话，觉得呼吸费力吃得慢些。此外，应少量多次饮水，每日饮水量不少于1500ml，以稀释痰液，利于排出。

（3）中西医结合治疗：慢阻肺属于中医的“喘症、肺胀”范畴，古人很早就对其有很深刻的认识，认为慢阻肺是由于肺、脾、肾三脏的虚损引起的。慢阻肺的发病原因错综复杂，主要是因为痰、淤、湿，表现为咳、喘、痰、淤、肿5个方面，既有标症又有本症，适合中药标本兼治的特点。中药治疗慢阻肺有很多经典方药，在不同的阶段，中药都体现了中医的整体、辨证治疗的特色和优势。

1）急性期清热化痰：在急性发作期我们可以采用中西医结合治疗，用西药来控制感染，用中药来止咳、化痰、清热、平喘，从而起到减轻症状、缩短病程的作用。在急性发作期，主要以清热化痰的中药为主，比较成熟的经典方剂有很多，如桑白皮汤、定喘汤、麻杏石甘汤、二陈汤、三子养亲汤等，医生会根据患者的病情和身体状况在这些经典药方的基础上进行加、减后使用。由于这些药物是以化痰为主，一般使用半个月左右为宜，久用会损伤正气。值得注意的是，中药的使用讲究辨证论治，如果不能对症治疗反而会加重病情，危害健康。

2）缓解期保护肺功能：在缓解期中药调理则可以达到减少发作次数，预防病情发展和加重，延缓病程，达到保护肺功能的作用。缓解期的中药更多，如六味地黄丸（肾阴虚患者）、金贵肾气丸（肾阳虚患者）、玉屏风散（肺虚患者）、百令胶囊、金水宝、肺气肿片（适合肺、肾两虚患者）等等。因此在药物的选择和使用上一定要听从医嘱，不能自作主张，随便加减。慢阻肺发病的特点是秋冬季节容易发病，而春夏之季易于缓解。因春夏之季病势较轻，给中药治疗提供了一个很好的时机，在三伏时进行中医特有的“冬病夏治”中药敷贴疗法，对减少慢阻肺发病次数和减轻发病程度可以起到积极的作用。

4. 预防老年慢性阻塞性肺疾病该采取哪些措施

对于老年慢阻肺的预防，应该采取以下措施：

（1）预防感冒：积极预防和治疗上呼吸道感染。秋冬季节注射流感疫苗；避免到人群密集的地方；保持居室空气新鲜；发生上呼吸道感染后积极治疗。

（2）戒烟：吸烟是导致慢阻肺的主要危险因素，不除病因，单凭药物治疗难以取得良好的疗效。因此阻止慢阻肺发生和进展的有效措施是戒烟。

（3）减少室内空气污染：尽力避免在通风不良的空间燃烧生物燃料，如烧柴做饭、在室内生炉火取暖、被动吸烟等减少职业性粉尘和化学物质吸入，对于从事接触职业粉尘的人群，如煤矿、金属矿、棉纺织业、化工行业及某些机械加工等工作人员应做好劳动保护。

（4）多种形式的有氧锻炼：根据自身情况选择适合自己的锻炼方式，如散步、慢跑、游泳、爬楼梯、爬山、打太极拳、跳舞、双手举几斤重的东西，在上举时呼气等。

（5）呼吸功能锻炼：老年人只有保持良好的肺功能才能使病人有较好的活动能力，保持良好的生活质量，因此，呼吸功能锻炼非常重要。可通过做呼吸瑜伽、呼吸操、深慢腹式阻力呼吸功能锻炼、唱歌、吹口哨、吹笛子等进行肺功能锻炼，在上述腹式呼吸锻炼的基础上，可进行全身性的呼吸体操锻炼，即腹式呼吸和扩胸、弯腰、下蹲等动作结合在一起，起到进一步改善肺功能和增强体力的作用。

呼吸体操锻炼方法可取卧位、坐位或立位，具体步骤如下：

第一节：长呼吸。身体直立，全身肌肉放松，用鼻吸气，口呼气。先练深长呼气，直到把气呼尽，然后自然吸气，呼与吸时间之比为2∶1或3∶1，以不头晕为度，呼吸频率以每分钟16次左右为宜。

第二节：腹式呼吸。直立位，一手放胸前，一手放腹部，做腹式呼吸。吸气时尽力挺腹，胸部不动，呼气时腹肌缓慢主动收缩，以增加腹内压力，有利于膈肌上提，将气缓缓呼出。呼吸应有节律。

第三节：动力呼吸。随着呼气和吸气做两臂放下和上举。

第四节：抱胸呼吸。直立位，两臂在胸前交叉压紧胸部，身体前倾呼气；两臂逐渐上举，扩张胸部，吸气。

第五节：压腹呼吸。直立位，双手叉腰，拇指朝后，其余4指压在上腹，身体前倾呼气，两臂慢慢上抬吸气。

第六节：下蹲呼吸。直立位，双足合拢，身体前倾下蹲，两手抱膝呼气，还原时吸气。

第七节：弯腰呼吸。取立位，双臂腹前交叉，向前弯腰时呼气，上身还原两臂向双侧分开时吸气。

第八节：行走呼吸。走两步吸气1次，再走5步呼气1次。

以上每节自然呼吸30秒。锻炼次数和时间应根据各人具体情况，按照循序渐进的原则进行。

(6) 耐寒能力锻炼：耐寒能力的减低可以导致老

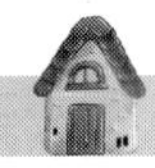

年人出现反复的上呼吸道感染，因此耐寒能力对于老年人显得同样很重要。老年人可采取从夏天开始用冷水洗脸；每天坚持户外活动等方式锻炼耐寒能力。

（7）饮食管理：老年人饮食应提倡少量多餐，软食为主，其次给予优质蛋白（在无明显厌食、腹泻、胸闷、腹胀情况下可以多吃鸡蛋、鸭肉、鸡肉等高蛋白食物，避免食用羊肉、狗肉等属热性食物）、适量脂肪、低碳水化合物（糖类和淀粉过高的食物可使体内二氧化碳产生增多，加速体内二氧化碳潴留）饮食，另外要补充适量的维生素和微量元素；在秋冬季节为避免干燥气候对呼吸及消化系统的伤害，可以多补充水，吃一些滋阴润肺的食物如百合、梨、木耳、芝麻、萝卜、蜂蜜、莲子、藕等食物；限制钠盐，防止水钠潴留，加重肺水肿，避免辛辣、油腻食物及膨化食品。

5. 老年慢性阻塞性肺疾病病人为什么需要戒烟

（1）吸烟的危害：吸烟的害处很多，它不但吞噬吸烟者的健康和生命，还会污染空气，危害他人。香烟燃烧时释放38种有毒化学物质，其中有害成份主要有焦油、一氧化碳、尼古丁和刺激性烟雾等。焦油对口腔、喉部、气管、肺部均有损害。烟草烟雾中的焦油沉积在肺部绒毛上，破坏了绒毛的功能，使痰增加，使支气管发生慢性病变，产生气管炎、肺气肿、肺心病和肺癌。统计吸烟人群，60岁以后患肺部疾病的比例高达74%，而不吸烟人群，60岁以后患肺部疾病的

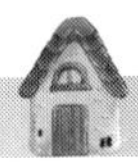

比例仅为4%，这是一个触目惊心的数字。吸烟还可以致癌，研究发现，吸烟是产生自由基最快最多的方式，每吸一口烟至少会产生10万个自由基，从而导致癌症和许多慢性病。最近，英国牛津提德克里夫医院对3.5万名吸烟者进行长达50年的研究得出了结论，结果显示，肺癌、胃癌、胰腺癌、膀胱癌、肝癌、口腔癌、鼻窦癌等11种癌症与吸烟显著相关。

（2）戒烟的好处：在所有吸烟引起的疾病中，慢阻肺占45%，肺癌占15%。研究发现，戒烟15年后肺癌死亡率与不吸烟者相近，故越早戒烟越好。

众多专家指出，任何年龄戒烟的人都可获得健康上的真正收益。戒烟可减少因吸烟造成的危害。戒烟干预的结果可以减少患心脏、肺、呼吸道疾病及癌症等疾病的风险。吸烟者在其30岁之前戒烟可避免几乎所有由吸烟所致的早死危险，并由此带来诸多健康效益，甚至对那些60岁以后才戒烟的老年人也是如此。

吸烟者患肺癌的危险性与他们吸烟的严重程度，特别是烟龄长短有关。烟龄在20年以内者患肺癌的危险性差别不很大，但是超过20年后，每增加一年，危险性便呈指数增加。相对于那些从未吸过烟的人而言，吸烟者患肺癌的危险性在不断累积，戒烟可以使这种累积停止，但并不能使患肺癌的危险性减少。不过，如果不戒烟，这种危险性将会迅速地累积增加，因此，相对于那些继续吸烟者，戒烟者患肺癌的危险性是大

大地降低了。戒烟一年之后，冠心病的额外危险就也降至吸烟者的一半，而15年之后，患冠心病的危险就和非吸烟者一样了。总之，不管一个人抽烟有多严重，健康状况有多糟，或年龄有多大，戒烟都会降低对健康的危害。

(3) 慢阻肺病人强调戒烟的好处：因为吸烟会引发慢阻肺，而戒烟可以减少慢阻肺的发生和疾病的加重。吸烟损伤气道的上皮细胞和纤毛运动，造成黏液分泌较多，使气道净化能力下降，同时还会使氧自由基增多，破坏肺的弹力纤维，导致肺气肿的形成。吸烟能诱导炎症并直接损害肺脏，增加慢阻肺病人的氧化应激反应，减弱慢阻肺病人的纤毛运动，长期吸烟可使异常纤毛的数量增加，由于呼吸性细支气管的扩张和破坏导致的小叶中心性肺气肿，最终发展成慢阻肺。

研究显示，吸烟致死病人中，慢阻肺最高，占45%。被动吸烟也可导致慢阻肺的发生。每周接触卷烟烟雾40小时并且持续时间超过5年的被动吸烟者，慢阻肺的可能患病机会平均增加48%。据估计，中国目前2.4亿超过50岁的高水平被动吸烟人群中将有大约190万人死于慢阻肺。

戒烟对保护肺功能有好处。研究发现，戒烟者在戒烟后的第1年内第一秒用力呼气容积（FEV_1）有所改善。这项研究还显示：对大量吸烟、肺功能较差、

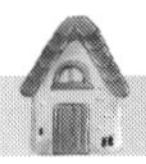

高龄、气道高反应性的有气道阻塞的吸烟者，戒烟也可使他们获益。另外，戒烟后肺功能下降的程度会恢复到从不吸烟者的水平。戒烟可改善支气管的高反应性，减轻呼吸道症状，病人咳嗽、咳痰、喘息和气短的临床表现减少。

第八章

老年慢性胃炎

1. 老年慢性胃炎是由什么原因引起的

慢性胃炎是由于各种原因引起的胃黏膜慢性炎症。目前依据病理改变和病变在胃的分布、结合可能的病因，将慢性胃炎分为慢性非萎缩性胃炎（浅表性胃炎）、慢性萎缩性胃炎、其他特殊类型胃炎三类。其中，老年人比较常见的是慢性萎缩性胃炎。随着年龄的增长，发生本病的几率逐渐增加，一半以上的老年人都不同程度地患有慢性胃炎。

目前引起慢性胃炎的原因还不是十分明了。研究发现，幽门螺杆菌（见图8-1）感染是引起慢性胃炎最主要的病因。而老年人容易患慢性胃炎还与下列因素有关：①老年人随年龄的增加出现牙列缺损，食物咀嚼不充分或未咀嚼吞下入胃易于损伤胃黏膜。②老年人味觉减退，食道、胃黏膜逐渐萎缩，蠕动功能降低，喜吃刺激性食物或长期饮浓茶、咖啡、酗酒或过度吸烟等易引起炎症。③老年人常因患有多种慢性病而服用多种药物（尤其是非甾体类抗炎药，如消炎痛）引起黏膜损害，甚至发生胃糜烂及胃出血。④随年龄增长，机体免疫力下降，胃的黏膜变薄、血管硬化、腺体萎缩，胃分泌功能减退，容易发生慢性萎缩性胃炎。

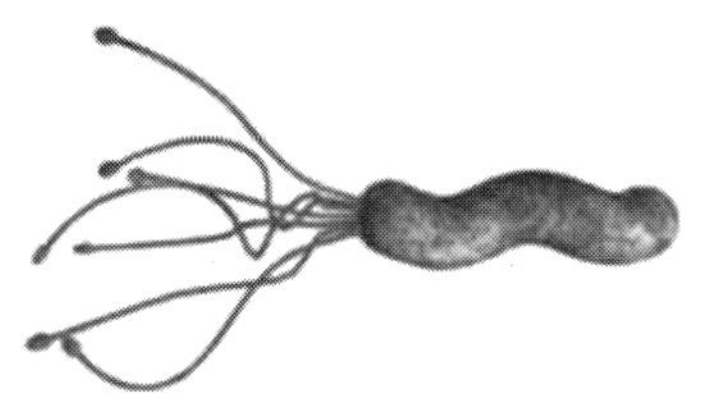

图 8-1　幽门螺杆菌

2. 老年慢性胃炎对身体有何妨碍

老年慢性胃炎大多数无症状或症状轻微，有症状者主要表现为上腹部隐痛、饱胀不适、反酸、嗳气、恶心、食欲不振等消化不良症状。在许多老年人看来，患了慢性胃炎，平素无任何不适感或症状比较轻微可以忍受，对身体无大碍，随便买点胃药吃吃了事。其实慢性胃炎的病情严重程度与症状的轻重不一定成正比，有的病人可能因胃糜烂而导致胃出血，也有少数病人因慢性胃炎持续恶化，出现异型增生（胃癌的癌前病变）而发展为胃癌，应予以高度重视。当然也有因慢性胃炎病程迁延，使病人饱受病症经常复发带来的困扰。

3. 老年慢性胃炎需要做哪些检查

当老年人出现上腹部隐痛、饱胀不适、返酸、嗳气、恶心、食欲不振等消化道症状时，或怀疑患有慢性胃炎的老年人，一定要到医院进行检查以明确诊断，主要实施检查项目如下：

（1）胃镜与胃黏膜活组织检查：是目前确诊慢性胃炎最可靠的方法。这种方法既可以确定有无慢性胃炎，还能判断慢性胃炎的类型、病变的严重程度，同时也能发现是否伴发溃疡、有无异型增生等，对指导治疗有极大的帮助。

（2）幽门螺杆菌的检测：在行胃黏膜活组织检查的同时检测幽门螺杆菌。此项检查可帮助判断慢性胃炎的病因。

4. 老年慢性胃炎应如何治疗

由于慢性胃炎是一种慢性病，治疗时间相对较长，部分病人还容易复发。所以需要明确诊断后立即治疗，并坚持用药，一般需要治疗4 ~8 周。对慢性胃炎的治疗需要避免以下错误：一是没有明确诊断的情况下自行用药，二是在医生的指导下治疗一段时间症状明显好转就立即停药，导致病情反复或加重。

关于慢性胃炎的治疗原则，除联合使用药物根除幽门螺杆菌外，还可应用抑酸或抗酸药、促进胃动力药、胃黏膜保护药、中药等进行对症治疗，对修复胃

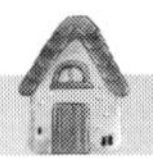

黏膜上皮和减轻炎症有一定作用。特别需要强调的是，如果胃镜检查发现有异型增生，则除用上述药物积极治疗外，还需要定期到医院随访，防止病情进一步恶化；如为肯定的重度异型增生，则需要作预防性的胃黏膜切除术。老年慢性胃炎患者在使用上述药物时，应遵医嘱按时服药，了解药物的具体服用方法和药物的不良反应，并需要注意以下问题：

（1）根除幽门螺杆菌治疗：能在体内杀灭幽门螺杆菌的抗菌药物有克拉霉素、阿莫西林、甲硝唑（或替硝唑）、四环素、呋喃唑酮等，质子泵抑制剂（如奥美拉唑、兰索拉唑、泮托拉唑、雷贝拉唑、埃索美拉唑等）和胶体铋对幽门螺杆菌有抑制作用。目前还没有发现任何单一药物能有效根除幽门螺杆菌，所以必须采用联合用药。对于幽门螺杆菌，理想的治疗方法，根除率应超过80%。在过去，常用质子泵抑制剂（奥美拉唑、兰索拉唑等）+克拉霉素+阿莫西林或质子泵抑制剂+克拉霉素+甲硝唑的标准三联疗法治疗幽门螺杆菌，根除率可达到90%以上。然而，随着幽门螺杆菌耐药率的不断升高，标准三联疗法的根除率已低于或远低于80%。近年我国应用标准三联疗法治疗幽门螺杆菌根除率仅为60%~70%。可以说，三联疗法对幽门螺杆菌越来越力不从心。目前，根除幽门螺杆菌的治疗方案已开始向四联疗法过渡，即以质子泵抑制剂或枸橼酸铋雷尼替丁，加用铋剂（如枸橼酸铋钾、果胶铋）为基础，联用2种抗菌药物，也即是铋剂四联疗法，比较靠谱，因为铋剂四联疗法可提高幽门螺杆菌根除率。据我国幽门螺杆菌耐药情况的相关报道，在推荐用于根除幽门螺杆菌治疗的6种抗菌药中，耐药率较高的为甲硝唑（耐药率75.6%）、克拉霉素（27.6%）及左氧氟沙星（30%～38%）；而阿莫西林、呋喃唑酮和四环素的耐药率较低（1%～5%）。在克拉霉素高耐药（15%～20%）地区，首先推荐铋剂四联疗法；在克拉霉素低耐药地区，除推荐标准三联疗法外，也推荐铋剂四联疗法作为一线方案。面对抗菌药物耐药率上升的挑战，铋剂四联疗法为目前的首推方案，具体的四联疗法方案由铋剂（枸橼酸铋钾、果胶铋）+质子泵抑制剂（如奥美拉唑、兰索拉唑、泮托拉唑、雷贝拉唑、埃索美拉唑等）或枸橼酸铋雷尼替丁+2种抗菌药物（克拉霉素、阿莫西林、甲硝唑、呋喃唑酮、四环素、左氧氟沙星等）组成，疗程为10天或14天。

此外，治疗过程中还需注意以下问题：

1）为避免治疗失败，老年患者必须提高服药的依从性，严格遵医嘱用药，不可自行停药或换药。

2）注意观察药物的不良反应，如呋喃唑酮易引起周围神经炎和溶血性贫血等副反应，阿莫西林和甲硝唑可引起全身乏力、恶心、呕吐等胃肠道反应，甲硝唑还可引起口腔金属味、舌炎和排尿困难等，应密切观察。

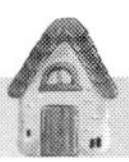

3）铋剂应在餐前半小时用温水溶解后服下，可引起便秘、大便和舌苔呈灰黑色、口中带氨味等，停药后可自行消失，患者不必惊慌，但注意不能长期服用，以免因过量蓄积而引起神经毒性。

（2）正确服用抗消化不良药物：抗酸药或抑酸药应在饭后1～2小时服用，片剂需嚼碎后服用、乳剂需摇匀后服下，老年人长期服用氢氧化铝应警惕发生骨质疏松，有便秘的老年人不宜服用氢氧化铝；在服用胃蛋白酶合剂时最好用吸管吸至舌根部咽下，避免接触牙齿，服用后用温开水漱口；硫糖铝应于饭前1小时或睡前服用效果最好；胃动力药如多潘立酮（吗丁啉）等应在饭前服用，注意避免与阿托品等解痉药合用。

5. 老年慢性胃炎在日常生活中需注意哪些问题

慢性胃炎是老年人最常见的慢性病之一，对老年慢性胃炎的有效治疗除按医嘱按时用药外，在日常生活中还应该注意以下几方面的问题：

（1）注意饮食与生活调理，纠正不良饮食习惯。不要吃对胃有刺激性的食物，如过于粗糙、过于浓烈的香辛料和过热、过冷饮食，避免进食过酸、过咸的食物，少吃盐渍、烟熏、不新鲜食物。

（2）避免使用或尽量少用对胃刺激性强的药物，不要轻易服用解热止痛药、抗风湿药、激素等药物。

（3）戒酒、戒烟。尽量避免烟、酒对胃黏膜的损害。

（4）保持乐观豁达的情绪。

第九章

老年消化性溃疡

1. 为什么老年人容易患消化性溃疡

消化性溃疡主要指发生于胃和十二指肠的慢性溃疡。消化性溃疡是一种常见病、多发病。绝大多数的消化性溃疡发生于十二指肠和胃部，因此，常常又称为胃、十二指肠溃疡。对于老年患者来说，以胃溃疡更多见。

老年人易患消化性溃疡的因素如下：

(1) 幽门螺杆菌感染：研究表明幽门螺杆菌与消化性溃疡的发生关系密切。有资料报道，十二指肠溃疡患者的幽门螺杆菌的检出率高达85%~100%，胃溃疡患者的检出率为60%~75%。

(2) 胃黏膜抗溃疡能力降低：老年人随着年龄增长，胃动脉逐渐发生硬化，血流量减少，胃黏膜发生萎缩，黏膜防御屏障功能减弱，有利于消化性溃疡的发生。

(3) 胃液分泌亢进：老年人胃肠蠕动功能常有减

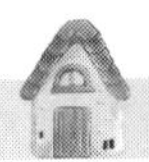

弱，进食后，容易发生食物潴留。食物长期停留在胃内，刺激消化液持续分泌，促使溃疡形成。

(4) 肺功能减退：对于合并有慢性支气管炎、肺气肿或肺心病的老年人，因肺功能减退，一方面，因缺氧导致胃血管收缩，使胃黏膜抵抗力降低，另一方面因二氧化碳潴留，促使胃壁细胞的碳酸酐酶活性亢进，胃酸分泌增加，加速溃疡形成。

(5) 服用药物：老年人由于身体功能的衰退，常常合并有冠心病、高血压、糖尿病和慢性支气管炎等多种疾病，需要长期服药。比如，如果长期服用阿司匹林等非甾体抗炎药，可直接刺激胃黏膜或刺激胃酸分泌，导致溃疡形成。

2. 老年消化性溃疡有什么特点

(1) 无特异性症状

1) 无痛性溃疡：有研究显示，在消化性溃疡的病人中，没有疼痛表现的老年消化性溃疡病人约占35%，而在年轻人中只有8%。

2) 疼痛不典型：老年消化性溃疡的疼痛部位常常难以定位，如可以出现胸骨后疼痛，类似心绞痛；可以吞咽困难为首发症状，易与食管癌相混淆。

3) 常以并发症首诊：老年消化性溃疡的患者，容易发生各种并发症。有资料表明，13%的老年患者以上消化道出血、穿孔或贫血等并发症为首发表现。

4) 体重减轻可能是唯一或首发表现：老年消化性

溃疡病人，常因呕吐、食欲减退等原因，使体重下降。体重减轻往往成为唯一的表现。

（2）并发症多

1）上消化道出血：上消化道出血是老年消化性溃疡最常见的并发症。据统计，70 岁以上老年人其发生率高达 80%。而且，随着年龄的增长，出血发生率也逐渐增高。

2）穿孔：穿孔占老年消化性溃疡并发症的第 2 位，其发生率为 16% ~28%，比年轻患者高 2 ~3 倍。

3）幽门梗阻：幽门梗阻通常是由十二指肠溃疡造成的十二指肠变形导致的，胃溃疡引起的比较少见。

4）癌变：老年消化性溃疡癌变率为 2% ~6%。

（3）复发率高：本病治愈后 1 年复发率为 10.3%，以后每年递增约 10%。

老年患者复发率高可能的因素有：①老年人溃疡大而深愈合差；②老年人感觉迟钝，适应能力较差，精神较易紧张；③老年患者常有肝硬化、脑血管疾病、糖尿病、动脉硬化、抑郁症等疾病，可导致胃黏膜屏障减弱和调节胃肠道功能的自主神经功能紊乱；④老年人吸烟历史长，吸烟与溃疡复发有关；⑤老年人因多病共存，须用多种药物治疗，有些药物（解热镇痛剂、口服降糖药、糖皮质激素等）可引起溃疡复发；⑥老年人胃排空延长，易导致胃潴留，引起胃溃疡；⑦幽门螺杆菌感染随增龄而升高，可能与老年消化性

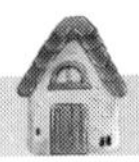

溃疡的发生及复发有关。

(4) 伴发疾病多：老年消化性溃疡伴有其他疾病(高血压病、冠心病、脑血管疾病、糖尿病、慢性阻塞性肺疾病等) 者占47%，而青年患者仅占17%。由于长期服用治疗这些疾病的药物，可刺激胃黏膜而导致溃疡。

3. 老年消化性溃疡如何治疗

(1) 抑酸治疗是基础：消化性溃疡的最终形成是由于胃酸或胃蛋白酶对黏膜自身消化所致，当正常胃黏膜的防御和修复功能受到破坏时，胃酸是消化性溃疡形成的直接原因，有“无酸即无溃疡”之说，所以抑酸治疗是消化性溃疡治疗的基础。研究表明，溃疡的愈合与抗酸治疗的强度和时间成正比。抑酸治疗可应用抗酸药、H_2 受体拮抗剂、质子泵抑制剂等。其中，质子泵抑制剂抑制胃酸分泌的作用比 H_2 受体阻断剂更强，而且作用更持久，在临床中应用非常广泛。

1) 抗酸药种类繁多，如氢氧化铝、铝碳酸镁、碳酸钙、氧化镁、氢氧化镁等。常用复方制剂有乐得胃、胃舒平等。

2) H_2 受体拮抗剂常用的有西咪替丁、雷尼替丁、法莫替丁、尼扎替丁等。

3) 质子泵抑制剂常用的有奥美拉唑、兰索拉唑、泮托拉唑、雷贝拉唑、埃索美拉唑等。

(2) 黏膜保护剂是常用措施：对于消化性溃疡的

治疗，增强胃和十二指肠黏膜的防御能力也是重要的一个方面。常常选用黏膜保护剂，如硫糖铝、枸橼酸铋钾等。

（3）根除幽门螺杆菌非常关键：幽门螺杆菌是消化性溃疡的重要发病因素，同时成功根除幽门螺杆菌溃疡的复发率明显下降。对于由幽门螺杆菌引起的消化性溃疡患者，如果仅进行常规抑酸治疗后愈合的溃疡则容易复发，所以根除幽门螺杆菌治疗非常关键。

目前主张对幽门螺杆菌相关性溃疡明确诊断者，不管初发或复发、是否活动、有无并发症史，均应该抗幽门螺杆菌治疗。根除幽门螺杆菌感染的治疗方案也有所讲究。目前尚无单一药物能有效根除幽门螺杆菌感染，临床上根除幽门螺杆菌的治疗方案采用三联或四联疗法，即以质子泵抑制剂或枸橼酸铋雷尼替丁，或加用铋剂为基础，联用两种抗菌药物，具体治疗方案分为一线治疗案和补救治疗方案：

一线治疗方案：

①质子泵抑制剂/枸橼酸铋雷尼替丁（标准剂量）+克拉霉素0.5g+阿莫西林1.0g。

②质子泵抑制剂/枸橼酸铋雷尼替丁（标准剂量）+克拉霉素0.5g/阿莫西林1.0g+甲硝唑0.4g/呋喃唑酮0.1g。

③质子泵抑制剂/枸橼酸铋雷尼替丁（标准剂量）+铋剂（标准剂量）+克拉霉素0.5g+阿莫西林1.0g。

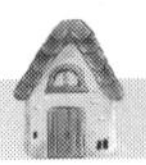

④质子泵抑制剂/枸橼酸铋雷尼替丁(标准剂量) + 铋剂（标准剂量）+克拉霉素 0.5g + 甲硝唑 0.4g/呋喃唑酮 0.1g。

补救治疗方案：

①质子泵抑制剂（标准剂量）+铋剂（标准剂量）+甲硝唑 0.4g，每日 3 次 +四环素 0.75g，每日 2 次/0.5g，每日 3 次。

②质子泵抑制剂（标准剂量）+铋剂（标准剂量）+呋喃唑酮 0.1g + 四环素 0.75g，每日 2 次/0.5g，每日 3 次。

③质子泵抑制剂/枸橼酸铋雷尼替丁（标准剂量）+铋剂（标准剂量）+呋喃唑酮 0.1g +阿莫西林 1.0g。

④质子泵抑制剂/枸橼酸铋雷尼替丁（标准剂量）+左氧氟沙星 0.5g，每日 1 次 +阿莫西林 1.0g。

以上方案中的治疗药物及标准剂量，质子泵抑制剂常用埃索美拉唑 20mg 或雷贝拉唑 10mg 或兰索拉唑 30mg 或奥美拉唑 20mg 或泮托拉唑 40mg；枸橼酸铋雷尼替丁 350mg；铋剂为枸橼酸铋钾、果胶铋等。以上方案抗菌药物用药频次均为每日 2 次（除标明者），疗程为 10 天或 14 天。

注意对任何患者的治疗，包括一线治疗、补救治疗都是根据具体情况来进行的“个体化治疗”。如果经检测还存在幽门螺杆菌，属于治疗失败，可采取补救治疗方案。但应注意到对多次治疗失败者，可考虑停药一段时间（2～3个月或半年），使细菌恢复原来的活跃状态，以便提高下一次治疗的幽门螺杆菌根除率。

（4）对症治疗因病情而定：很多消化性溃疡患者，具有上腹痛的症状，可为钝痛、灼痛、剧痛或饥饿样不适感。上腹痛尽管有的患者在应用抑酸药物后有效，但部分患者仍有上腹痛不能缓解，此时可加用抗胆碱能药物进行止痛，常用的有颠茄、阿托品、溴丙胺太林、山莨菪碱、哌仑西平、格隆溴铵等。另外，消化性溃疡患者常伴有饱胀、恶心、嗳气等症状，可服用胃肠动力药如甲氧氯普胺、多潘立酮或西沙比利。

（5）一般治疗同样重要：对老年消化性溃疡患者，强调生活作息规律，饮食定时定量，不暴饮暴食，戒烟限酒，避免辛辣、生冷等刺激性食物。工作劳逸结合，避免过度劳累和情绪紧张。

4. 老年消化性溃疡的饮食中注意些什么

对于老年消化性溃疡患者，在饮食中需注意以下问题：

（1）饮食应定时定量，少食多餐，每日可安排4～5餐。

（2）饮食宜选择清淡、易消化的食物，选用蒸、煮、炖、烩等容易消化的烹调方式，忌油炸、烟熏、腌腊等食品。

（3）避免有强烈刺激性作用的食物，如酒、浓茶、

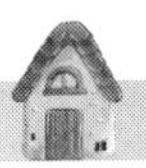

浓咖啡、胡椒粉、咖喱粉等，忌食生、冷、硬及辛辣食物。

(4) 提倡进食时细嚼慢咽，有利于增加唾液分泌、中和胃酸，同时减轻胃的负担，促进溃疡愈合。

(5) 放松心情，避免精神紧张，对溃疡病科学、积极地认识，正确面对。

第十章

老年便秘

1. 为什么老年人常常发生便秘

便秘不是一种疾病，而是一种较为普遍的症状，指正常排便形态的改变，排便次数减少（每周少于3次），大便干燥，排便费力，便后无舒畅感等。但到底有没有便秘，必须将排便习惯、粪便性状，以及排便有没有困难结合起来加以判断。由于这些症状的轻重程度不一样，大部分人通常也不会去医院处理这个问题。但是便秘的危害其实很大，严重时可导致多种并发症，或影响生活质量，长时间地置之不理，还有可能转化为慢性便秘或顽固性便秘。

便秘的患病比例高达27%，其中女性多于男性，老年多于青壮年。中年人发生便秘的几率约为35%，60岁以上的人发生便秘的几率为53%，80岁以上的人发生便秘的几率为80%，长期卧床的老年人发生便秘的几率高达95%以上。老年人易于发生便秘主要有以下几方面的原因：

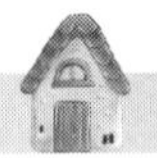

（1）饮食：有些老人关注养生，平日饮食过于精细，粗粮摄入较少；有的因为牙齿松动或脱落，只能进食很软，易于咀嚼吞咽的食物，对膳食纤维的摄入较少；有的每日饮水量不足，食量不大。以上都导致了粪块体积减小，大肠蠕动变慢，大便不易排出。

（2）排便习惯：有的老人白天参加各式各样的文娱活动，无意识地抑制了排便，造成排便反射感觉降低，冲动减弱，粪便在大肠内停留过久，水分被吸收而变干变硬，导致便秘。

（3）活动量：老人因为体力下降、行动不便，引起活动量减少，会导致直肠肌及腹肌萎缩，排便张力减退，造成排便困难。尤其是针对长期卧床的老人，便秘这个问题十分令人头疼。

（4）情绪：如果老人长期处于精神抑郁、紧张或过于兴奋的情绪时，也会引发便秘。因为当人的大脑皮质受到情绪影响时，指挥排便的作用就会失灵，同样会使胃肠蠕动受到抑制，造成便秘。另外，当老年人的排便需要在其他人的协助下完成时，由于个人私密空间受损所产生的尴尬和害羞，也会压抑便意，引发便秘。

（5）疾病：患有疾病的老人，如某些肛周疾病、结肠病，会因为排便引起疼痛，使老人回避排便，于是粪块长时间停留在肠道，水分被吸收而变干变硬，引发便秘；又或者某些神经性疾患，如脊髓损伤，脑血管病变的老人，会有排便管理障碍，结肠动力减弱，影响粪便的排出；某些内分泌疾病、水、电解质代谢失常、糖尿病、尿毒症等，亦会导致便秘。

（6）药物：很多老人，因患有慢性病（高血压、肾病、心脏病）服用某些药物，如利尿药、抗惊厥药、抗抑郁药、降压药等，这些药物使用不当会导致机体脱水，肠蠕动缓慢，诱发便秘。

还有的老人因有便秘困扰，或受电视广告的影响，认为粪便含有毒物会影响健康，为了排毒，滥用泻药，这样长此以往，会对结肠平滑肌神经细胞造成损伤，从而导致结肠对肠内容物刺激的反应性降低，使结肠运动功能紊乱，而发生便秘。

2. 便秘的主要危害有哪些

便秘可导致多方面的危害，不仅影响老年人的正常生理功能，还影响其生活质量，甚至导致心脑血管疾病的患者病情发生恶化，导致猝死。

（1）长期便秘会影响肠道：长期便秘是痔疮的主要诱发因素，如果粪块干燥发硬，还有可能划破肛管，形成溃疡的创口，造成便血，感染，肛瘘等，甚至有研究认为，长期便秘亦是直肠癌发生的主要诱因。

（2）长期便秘会导致精神疾患：在长期便秘的折磨下，老人因肠腔内毒素吸收过多，常有发生精神紧张、焦虑、失眠、头晕等症状。

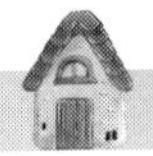

(3) 便秘会加重心脑血管疾病：便秘患者会用力增加腹压，屏气，用力排便，这样可导致原有冠心病的老年人心跳加快，心肌耗氧量急剧增加，发生心绞痛以及心肌梗死。同样，过度用力排便也可导致高血压患者血压骤然升高30～50mmHg，发生血管破裂或堵塞，造成脑出血或脑梗死。因此，高血压病和冠心病人，特别是曾经患有心肌梗死的病人，要特别注意预防便秘。心血管病患者一旦发生了便秘，就应当到医院就诊并积极进行治疗。

(4) 其他：长期便秘并且合并前列腺肥大的老年人，还可因粪便滞留肠道压迫膀胱或尿道而加重排尿困难和尿潴留。同时，老年便秘患者因排便时间较长，在由蹲位站起时，可因体位性低血压导致脑供血不足发生晕厥而跌倒，因此在这里也建议老人们能普及坐便器的使用。

3. 老年便秘应如何预防与应对

便秘的预防在于建立合理的饮食和生活习惯，老人们可长期坚持以下几个方法：

(1) 养成良好的排便习惯：每日定时排便，形成条件反射，建立良好的排便规律。有便意时不要忽视，及时排便。即使没有便意也应坚持上厕所练习排便，有意识的诱导排便。排便时不要看书看报，以免分散精力导致排便时间延长。排便的环境和姿势尽量方便，避免抑制便意，最好能使老人以坐位排便，使直肠的收缩力、腹压和重力三种作用力促进粪便的排出。同时，坐位大便有利于提高老人自尊、减轻心脏负担、减少照顾人员的工作量。

(2) 改变饮食结构：避免进食过少或食品过于精细、缺乏残渣和食物膳食纤维，应多进食粗粮（燕麦、高粱、玉米，豆类等)、蔬菜（芹菜、菠菜、韭菜)，水果（芒果、香蕉）等，可促进肠蠕动，刺激排便反射。

(3) 避免滥用泻药：滥用泻药会使肠道的敏感性减弱，形成对某些泻药的依赖性，造成便秘，尤其不要使用强刺激的药物

(4) 鼓励适当活动：适当的活动如散步、打太极拳，特别是对腹肌的锻炼，有利于胃肠功能的改善，对卧床、高龄老年人或行动不便的老人，可采用床上被动运动，每日至少15~20分钟。

(5) 合理饮水：建议老人在病情允许的情况下每日摄入1500~2000ml的水，或者在温开水中加入少量蜂蜜，改善粪块的硬度，帮助排便。

(6) 协助排便：对便秘严重的老人，可给予开塞露、甘油栓等粪便软化剂，必要时遵医嘱给予灌肠。

(7) 药物治疗：针对老年人便秘，可采用麻仁润肠丸、麻仁软胶囊、大黄通便颗粒、番泻叶冲水，甚至芝麻油等润滑性药物，这类药作用温和，不引起剧

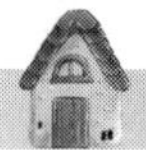

泻，适于老年人、高血压患者。

（8）其他：心脑血管疾病的患者，一定注意，发生便秘时，不要用力屏气，也不要急躁，可采用相应措施防止意外发生。

第十一章

老年前列腺增生症

1. 导致老年前列腺增生症的原因有哪些

前列腺增生症是老年男性的常见疾病，是老年男性的“健康杀手”。男性前列腺一般在35岁以后开始发生增生的病理改变，50岁以后出现相关症状，据统计，50~60岁的男性约50%有前列腺增生，70岁以上男性约70%有不同程度的前列腺增生。85岁老年人发病率高达95%，90岁发病率为100%。男性进入老年期后，由于体内性激素平衡失调，引起前列腺发生规律的加速增长而造成前列腺增生症，表现为泌尿系梗阻而出现的一系列排尿障碍的表现，如尿频、尿急等症状。

那么，导致老年前列腺增生症的原因有哪些呢?前列腺增生症病因复杂，至今病因仍不完全清楚，目前比较公认年龄和有功能的睾丸是前列腺增生发病的重要因素，二者缺一不可，前列腺增生的发病率随年龄的增长而增加。前列腺的正常发育有赖于雄激素，

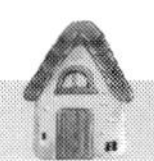

青春期前切除睾丸，前列腺既不发育，老年后也不会发生前列腺增生，过去在宫廷里的太监没有患前列腺增生的。除此之外，一些研究报道表明前列腺增生的发病与饮食、饮酒、吸烟、生活不规律、性生活过度等有关。

2. 老年前列腺增生症有哪些症状及并发症

前列腺增生带来的害处可以分为两个方面，一方面是因增生的前列腺阻塞尿路产生的梗阻性症状；另一方面是因尿路梗阻引起的并发症。前列腺增生的症状与前列腺体积大小不完全成比例，取决于引起梗阻的程度、病变发展速度以及是否合并感染等。

(1) 前列腺增生症有哪些症状：梗阻症状主要是由于前列腺增生阻塞尿路、压迫膀胱颈所引起，同时也包括了膀胱本身为克服梗阻产生的反应。主要有以下症状：

1) 尿频：尿频是前列腺增生的早期信号，尤其夜尿次数增多更有临床意义。一般来说，夜尿次数的多少往往与前列腺增生的程度相一致。如原来不起夜的老人出现夜间 1 ~2 次的排尿，则提示早期梗阻的来临，而从每夜2 次发展至每夜4 ~5 次甚至更多，说明了病变加重。

2) 排尿困难：排尿困难是前列腺增生的最重要症状，主要表现在排尿无力、尿线变细、终末尿滴沥、排尿时间延长。尿道梗阻后，残余尿（小便解不出的膀胱尿）量增多，患者排尿需要增大力量克服阻力，导致排尿费力；小便畅通程度是前列腺增生严重程度的“风向标”。随着病情加重，增生前列腺将尿道压瘪致尿线变细，严重时出现排尿中断，排尿后滴沥不尽等症状。

3）尿潴留、尿失禁：当前列腺增生到一定程度时，过量的残余尿可使膀胱尿逼肌功能受损，收缩力减弱，逐渐出现尿潴留并出现尿失禁。同时，前列腺增生的任何阶段，可因劳累、受凉、饮酒、憋尿时间过长或感染等原因导致尿液无法排出而发生急性尿潴留，出现下腹痛，常需去医院急诊处理。

4）血尿：增生腺体表面黏膜血管破裂时，出现不同程度的肉眼血尿。

（2）前列腺增生症有哪些并发症：梗阻的并发症主要有感染、肾盂积水、肾功能损害等。

1）感染：正如不通畅的河流容易污染，膀胱颈部受阻的尿路非常容易合并发生急性尿路感染，表现为夜尿次数骤增，尿急、尿痛、血尿以及发热等。

2）肾盂积水：前列腺增生较重、时间较长后，由于膀胱和上尿路代偿功能不全、可导致输尿管和肾盂积水，积水严重时可以在腹部摸到“肿块”——胀大的肾脏；膀胱充盈时也可在下腹部摸到“肿块”——胀大的膀胱。

3）肾功能不全：前列腺增生患者发展到肾盂积水

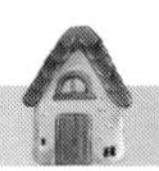

时，肾脏实质受压，可引起慢性肾功能损害，表现出食欲减退、恶心、呕吐、贫血等。由于此类症状起初相对隐蔽，缺乏特异性，容易被忽视，甚至直到出现头痛、迟钝、嗜睡、甚至昏迷才被发现，值得警惕。

4）其他：一些前列腺增生患者可出现性欲变化，有的性欲亢进，有的性欲低下，少数患者可有血精。另外，由于前列腺增生致患者排尿困难，腹压增高，也可引起或加重痔疮、疝气等疾病。

3. 老年前列腺增生症如何治疗

前列腺增生未引起明显梗阻时一般不需治疗。梗阻较轻或不能耐受手术者可以采用药物治疗或是非手术微创治疗。排尿梗阻症状严重、膀胱残余尿量超过50ml或是既往出现急性尿潴留、药物治疗疗效不佳，且能够耐受手术者，应尽早手术治疗，不要拖延，以防加重肾功能损害，引起尿毒症。具体的治疗方法分为三个方面，分别如下：

1. 观察　如果前列腺增生患者症状较轻，不影响生活和睡眠时，一般无需处理治疗，但要定期检查，观察其变化，如果症状加重，应选择治疗方法。

2. 药物治疗　主要治疗药物分两类，一类是缓解症状，如常见的盐酸坦索罗辛（哈乐）。还有一类药物是减缓前列腺增生的进程，如非那雄胺（保列治）。一般是两类药物联合使用，既控制症状，又延缓进程。常用药物如下：

1）非那雄胺（保列治）：非那雄胺可使已增生的结缔组织和平滑肌萎缩，使肥大的前列腺持续缩小，从根本上去除前列腺增生发病原因，疗效持久。绝大多数人都无不良反应。但若停止服药3个月后，前列腺则又增生至原来体积。因此，用药有效患者必须终生服药，是其主要不足之处。

2）肾上腺素能阻滞剂：这类药物使尿道、膀胱颈及前列腺平滑肌松弛，缓解膀胱尿排出阻力，并非缩小增生的腺体，治疗作用是缓解症状。效果好而安全的药物有盐酸坦索罗辛（哈乐）、哌唑嗪（脉宁平）、特拉唑嗪（高特灵）、酚苄明（又名酚苄胺、苯氧苄胺、竹林胺）等。①盐酸坦索罗辛（哈乐）适用于轻、中度患者及未导致严重排尿障碍者，若已发生严重尿潴留时不应单用此药。②哌唑嗪药效快而持久，服药2~3小时后就达到有效治疗浓度。长期按时服药患者，可使肥大的前列腺体积缩小60%~80%。有的患者服药后，会出现直立性低血压症状。为此建议患者从每天0.5mg的小剂量开始服用，再根据疗效、不良反应的减轻逐渐增加至每天1.6~6.0mg。同时注意服药后缓慢站立和行走，就可避免直立性低血压的发生。肝病和肝功能明显受损患者忌用。

3）植物花粉制剂：目前较多使用的这类药物有舍尼通、伯泌松、尿通灵、普乐安片。其中以舍尼通有效治疗范围广、显效比率高，尚未发现服药不良反应。

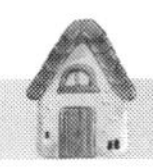

这类药物主要疗效有四个方面：通过松弛膀胱颈和尿道平滑肌、增强膀胱壁的逼尿肌收缩作用，粗尿线、提高尿流率，使膀胱残余尿减少甚至消失；通过抑制前列腺素的合成，促使慢性无菌性前列腺炎水肿吸收、炎症消失，缩小肿大的腺体；对前列肥大和慢性炎症引起的疼痛都有明显止痛效果；舍尼通对非激素依赖性前列腺癌也具有明显的治疗作用。

3. 手术治疗：药物治疗具有无创性，但面临两个问题。一是药物的依从性不够，很多患者不能坚持服药。二是当增生的前列腺过大，病情较重时，药物无法达到疗效。这时就需要考虑手术了。前列腺增生梗阻严重、残余尿量较多、症状明显而药物治疗效果不好，身体状况能耐受手术者，应考虑手术治疗。如有尿路感染、残余尿量较多或有肾积水、肾功能不全时，宜先留置导尿管或膀胱造瘘引尿液，并抗感染治疗，待上述情况明显改善或恢复后再择期手术。

4. 日常生活中老年人应如何预防前列腺增生症

（1）生活规律：保证充分睡眠休息，避免劳累过度；性生活不要过度；不要憋尿，有尿意，应立即排尿，以免诱发排尿困难、尿潴留。同时要保持大便通畅，避免干燥粪便压迫尿道。

（2）加强锻炼：要坚持锻炼身体，常到户外活动，散步、做体操、打太极拳等，同时，会阴部要注意防寒保暖，避免久坐不动，长时间骑自行车、坐车，以免会阴部受压导致前列腺充血。

(3) 饮食调理：饮食宜清淡，多吃些有利于防治前列腺增生的蔬菜，如西红柿、山药；少吃辛辣刺激性食品，如葱、姜、蒜、辣椒等。白天适量多饮水，以利冲洗尿路，预防感染与结石。另外还要绝对戒烟、忌酒，吸烟、饮酒会使前列腺及膀胱颈部充血、水肿，诱发尿潴留。

(4) 慎用药物：前列腺增生者在用药时要当心，忌用阿托品、茄片、异丙肾上腺素等解痉药。这类药会使膀胱逼尿肌松弛，加重排尿困难，甚至诱发尿潴留。

(5) 穴位按摩：可常揉按足三里、三阴交、关元、气海等穴位。按摩小腹膀胱区也有益于保护前列腺。

(6) 定期检查：定期体检、做到早期发现、早期治疗。每年健康体检应做 B 超和肛指检查前列腺，以便早期发现前列腺增生。近年来，前列腺癌发病率增加，如有可疑还应抽血化验测定前列腺特异性抗原。

第十二章

老年性痴呆

1. 引起老年性痴呆的因素有哪些

老年性痴呆，又称阿尔茨海默病，是发生在老年期及老年前期的一种原发性退行性脑病，是一种持续性高级神经功能活动障碍，表现为智力和认知功能减退及行为、人格改变，即在没有意识障碍的状态下，记忆、思维、分析判断、视空间辨认、情绪等方面出现障碍。

老年性痴呆的病因复杂，为多种因素相互作用的结果。主要与神经递质、遗传等因素有关。大脑内海马、皮层乙酰胆碱减少，引起皮层胆碱能神经元递质功能紊乱，可导致记忆障碍、认知功能障碍。另外发病风险增加的因素有：脑损伤、高血压、高血脂、糖尿病、受教育程度较低、出生时父母年龄、吸烟等。但已确定很多因素都会导致老年性痴呆，具体如下：

(1) 脑变性疾病：脑变性疾病引起的痴呆有许多

种，最为多见的是阿尔茨海默病性痴呆，在老年前期发病的又叫做早老性痴呆。发病缓慢，为逐渐进展的进行性痴呆。

(2) 脑血管病：是老年性痴呆较为常见的病因。最常见的如多发性脑梗死性痴呆，是由于一系列多次的轻微脑缺血发作，多次积累造成脑实质性梗死所引起。此外，还有脑卒中（脑出血、脑栓塞）之后迅速发展成痴呆，如皮质下血管性痴呆、急性发作性脑血管性痴呆。

(3) 遗传因素：现在许多研究都证明，老年性痴呆可以遗传，患者的后代有更多机会患上此病。但是，遗传方式目前仍不清楚。但血管性痴呆与遗传无直接关系。

(4) 内分泌疾病：如甲状腺功能低下症可能引起痴呆。

(5) 营养及代谢障碍：由于营养及代谢障碍造成了脑组织及其功能受损而导致痴呆。如各种脏器疾病引起的脑病，像肾性脑病、肝性脑病、肺性脑病都引起脑部缺血、缺氧，导致痴呆。营养严重缺乏，如维生素 B_1、维生素 B_{12} 及叶酸缺乏症均可导致痴呆。糖尿病及高脂血症可引起脑梗死及脑出血，导致血管性痴呆。

(6) 肿瘤：恶性肿瘤引起代谢紊乱可导致痴呆，脑肿瘤直接损伤脑组织导致痴呆。

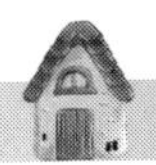

(7) 药物及其他物质中毒：长期大量饮酒者，长期接触铝、汞、金、银、砷及铅等引起慢性中毒后都可能导致痴呆。

(8) 性传播疾病：目前已知老年人患艾滋病早期即可出现进行性痴呆，梅毒螺旋体可以侵犯大脑，最后导致麻痹出现逐渐加重的智力减退和个性变化，即麻痹性痴呆。

(9) 其他：如脑外伤、癫痫持续发作，以及脑积水等均可引起老年性痴呆。此外，老年人若是文盲、长期情绪抑郁、离群独居、丧偶、沉默寡言、缺乏体力及脑力锻炼等，也可加快脑衰老的进程，诱发老年性痴呆。

2. 老年性痴呆有哪些表现

痴呆的常见症状大致可分为三个阶段来理解（见表12-1）：早期（第1、2年）；中期（第2年至第5年）；晚期（第5年以后）。

老年性痴呆的主要表现是认知障碍，包括记忆、言语、视空间能力、定向力、注意力、计算、执行能力等。可分为三个症候群：①认知功能障碍：如记忆力丧失、言语困难、执行功能障碍；②非认知功能障碍：如抑郁症、幻觉、错觉、焦虑等；③完成日常生活活动障碍：影响更复杂的精神活动。对于老年性痴呆的具体表现可从下面来一一了解：

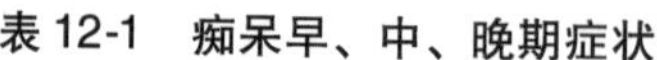
表 12-1　痴呆早、中、晚期症状

早期症状	中期症状	晚期症状
1. 变得健忘，尤其是对于刚发生的事情；	1. 中期症状随着病情进展，表现出的困难会更加明显；	1. 晚期症状几乎完全依赖他人，不能活动的阶段，此时记忆障碍非常严重；
2. 可以变得交流困难，如说话时找词困难；	2. 变得更加健忘，尤其是对于近期的事件和人名；	2. 不知时间和地点；
3. 在熟悉的地方容易迷路；	3. 对时间、日期、地点和事件的理解有困难，可能在家里社区也会找不到方向；	3. 难以理解周围发生的事情；
4. 没有时间概念，包括日期、月份、年份、季节等；	4. 个人照料需要帮助(如：如厕、穿衣、洗漱)；	4. 不认识亲戚、朋友或熟悉的物品；
5. 在做决定和处理个人钱财方面有困难；	5. 不能顺利地准备食物、做饭或购物；	5. 在无人帮助时不会进食；
6. 做复杂的家务有困难；	6. 在不提供很多帮助的情况下无法独自安全生活；	6. 协助自理的需求增加(如洗澡) 可能有大小便失禁；
7. 情绪和行为改变。	7. 行为改变，包括徘徊、反复问问题、喊叫、缠人、睡眠紊乱、幻觉；	7. 活动能力改变，可能不会走路或只能坐轮椅或卧床；
	8. 举止不当，如攻击行为。	8. 行为改变可能会加重，对照料者的攻击行为、踢人、尖叫等；
		9. 在家里找不到方向。

(1) 记忆障碍：老年性痴呆发病的最初症状是记忆障碍，主要表现为近期记忆的健忘，如刚放的东西就忘掉所放的位置，刚买下的东西就忘记拿走等。而

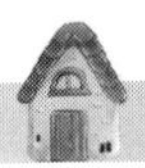

远期记忆保持较好，如过去曾经经历过的战争、失去的亲人等。但随着疾病发展，远期记忆也会丧失，出现错构、虚构及妄想，如把过去发生的事情说成是现在发生的，把几件互不关联的事情串在一起，张冠李戴。记忆障碍最严重时，表现为不认识自己的亲人，甚至连镜子或照片中的自己都不认识。

(2) 定向力障碍：对时间和地点的定向力逐渐丧失，例如不知道今天是何年何月何日，出了家门就找不到家等。

(3) 计算能力障碍：轻者计算速度明显变慢，不能完成稍复杂的计算，或者经常发生极明显的错误。严重时连简单的加减计算也无法进行，甚至没有数的概念。

(4) 理解力和判断力下降：表现为对周围的事物不能正确理解，丧失判断力，分不清主要和次要的，不能正确地处理问题。

(5) 语言障碍：轻者说话啰嗦、内容重复、顺序颠倒，重者答非所问，内容令人无法理解，或经常自言自语，缄默少语，丧失阅读能力。

(6) 思维情感障碍：思维成片断性，记不得大事，纠缠于琐事，伴有情感迟钝，对人淡漠，逐渐发展为完全茫然无表情，或像儿童样兴奋。甚至有的出现幻听、幻视、妄想等。

（7）个性和人格改变：多数表现为自私、主观，急躁易怒、不理智，或焦虑、多疑。少部分人表现为性格孤僻，对周围事物不感兴趣，与发病前相比判若两人。

（8）行为障碍：早期表现为以遗忘为主，如好忘事、遗失物品、迷路走失等；中期多表现为行为异常，如不分昼夜，四处游走，吵闹不休，不知冷暖，甚至以衣当裤，不讲卫生，甚至不识尊卑，不分男女，有性欲亢进的倾向。

（9）行动障碍：表现为动作迟缓、走路不稳、偏瘫，甚至卧床不起、大小便失禁、不能自己吃饭。

3. 如何区分老年性痴呆与自然衰老过程

老年性痴呆发病的最初症状是记忆障碍，主要表现为近期记忆的健忘，而自然衰老过程最常表现为记忆力下降，和老年性痴呆记忆障碍容易混淆。两者区别如下：

（1）正常老年人的健忘，是一时想不起来，可以通过提示或暗示回想起来，但对时间、地点、人物关系和周围环境的认知能力不会减弱；痴呆老人是记忆力丧失，因为新信息没有储存到大脑，所以即使提醒也记不起来。

（2）老年人自然衰老即使记忆力减退，也会有自我感知力，很少会出现语言、空间感问题，而痴呆老人则对周围环境丧失了判断能力，不能区分季节，会

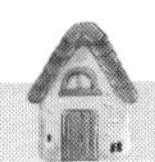

在熟悉环境中迷路等问题。

(3) 老年人自然衰老不会使其失去日常生活的自理能力，但老年性痴呆患者却会逐步失去生活的自理能力，比如忘记如何穿衣服、不会刷牙等。

(4) 老年人自然衰老会为自己的记忆力下降而苦恼，会主动采取行动杜绝“忘记”，如准备备忘录；但老年性痴呆患者对自己的症状此毫无烦恼，思维变得越来越迟钝，语言贫乏。

4. 如何确诊老年性痴呆

通过以下6步基本能确诊是否有老年性痴呆及其严重程度：

(1) 首先医生查看症状表现，根据痴呆诊断的标准初步确诊。

(2) 再进一步详细采集病史与以往智能和行为等进行对比。

(3) 进行神经心理学测验：评定有无认知障碍，累及哪些功能，以及障碍的严重程度。

(4) 排除貌似痴呆的疾病：如抑郁症，与早期痴呆症状相似，但其发病迅速，病程很少进展，病前有明显的诱因，可通过汉密尔顿抑郁量表测验确定。

(5) 相关检查：实验室检查多无明显改变；脑电图可见非特异性的弥漫性慢波，α波节律变慢、波幅变低；脑血流图显示大脑皮质局部脑血流量减少，脑氧代谢率下降；颅脑CT扫描或磁共振（MRI）常显示不同程度的脑室扩大和皮质萎缩、脑沟变宽。

(6) 判定痴呆的程度，痴呆分为轻、中、重。可根据总衰老量表、临床痴呆评定表，结合世界卫生组织国际疾病分类诊断标准确定。

5. 老年性痴呆预防措施有哪些

老年性痴呆的预防应从中年开始做起，如能在早期发现，同时给予相应的药物治疗，配合积极持久的认知疗法，完全可以控制其发展的。中老年人可以由以下几方面进行老年性痴呆的预防：

(1) 勤用大脑：广泛培养兴趣爱好，注意脑力活动多样化，激活脑细胞，防止大脑老化，如猜谜语、练字、下棋、上老年大学、交朋友聊天，打麻将等；还可以多读书，并且大声朗读，经常说富有逻辑的话也会促进大脑的发育和锻炼大脑的功能。

(2) 避免疾病：避免脑动脉硬化及脑血栓等疾病的发生，以避免脑供血不足而导致痴呆。

(3) 保证睡眠：大脑消除疲劳的方式主要是睡眠，所以应劳逸结合，保证充足睡眠。长期睡眠不足或质量太差，会加速脑细胞的衰退，聪明的人也会糊涂起来。

(4) 健康饮食：养成良好的饮食习惯，多吃富含锌、锰、硒、锗类的健脑食物，如海产品、贝壳类、鱼类、乳类、豆类、坚果类等，适当补充维生素 E；饮食尽量清淡，少吃甜食、动物内脏；重视早餐，并且养成每顿饭只吃七分饱的习惯。

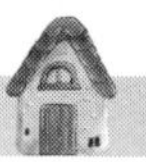

(5) 积极锻炼：进行体育锻炼会使人的血液循环加快，从而使经过大脑的血流量增加，使脑细胞得到充足的养分和氧气。每天清晨及傍晚在户外快步走1小时，呼吸清新的空气，使大脑获得新鲜的氧气，但需注意，冬天寒冷时不可太早，晚上不可太晚，小心感冒和摔倒。

(6) 一定戒烟：烟中的尼古丁、镉、铅等有毒物质会使脑神经纤维发生颗粒空泡样变性，抑制大脑皮质，导致脑细胞的激活程度受限，长期吸烟使脑组织呈现不同程度萎缩，引发老年性痴呆。

(7) 最好戒酒：酒也应限制饮用。酒精不但能使大脑细胞的密度降低，还能使大脑细胞快速萎缩，经常饮酒的人罹患老年痴呆症的几率要比从不饮酒的人高5～10倍。

(8) 拒绝铝制炊具：经常将过酸过咸的食物在铝制炊具中存放过久，就会使铝深入食物而被吸收。摄入过多的铝，会损害中枢神经系统，使人变得迟钝，最终引发老年性痴呆。

(9) 多动手指：人活动手指可以给脑细胞以直接的刺激，对延缓脑细胞的衰老有很大的好处。可经常做十指指尖的细致活动，如手工艺、雕刻、制图、书法、剪纸、打字、打算盘、弹奏乐器，以及用手指旋转钢球或胡桃，双手做伸展握拳运动等。

第十三章

老年帕金森病

1. 老人如何当心帕金森病悄悄地来

帕金森病是一种好发于中老年的神经功能障碍疾病，主要表现为静止时手或嘴不自主地震颤、肌肉僵直（肌张力增高）、运动缓慢以及姿势平衡障碍等，导致患者生活不能自理。要问帕金森病到底是一种什么样的病，也可以说，帕金森病是由于多巴胺神经细胞变性死亡而引起的一种疾病。当这些神经细胞变性死亡超过80％以上时，临床就表现出帕金森病的症状。一旦临床症状明显，就提示脑内的多巴胺神经细胞已丧失很多。帕金森病的病因大多认为与遗传、日常生活环境以及神经系统老化有关。本病主要影响中老年人，多在60岁以后发病。帕金森病是一个长期的神经变性病，病情随着时间推移而逐渐恶化，一旦患病，影响患者的工作能力和生活质量，需要终身接受治疗，甚至出现残障，可以说是一个地地道道的不死的“癌症”。据统计，帕金森发病5年后高度致残率达60％，

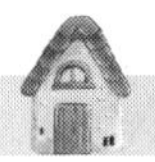

晚期则有超过30%的患者被夺去生命。

帕金森病起病隐匿，多在不知不觉中发病，缓慢地进展，少部分病例可因突发的偶然事件使病情明显化，对于老年人来说，帕金森病常常是悄悄地到来，慢慢发展，被称为“无声的杀手”。所以，早期识别帕金森病比较困难，目前还没有哪项检测设备或客观指标能早期确认帕金森病。老人如何当心帕金森病悄悄地来，了解和识别帕金森病表现至关重要。

第一，察觉帕金森病的非运动症状。

虽然早期识别帕金森病很困难，但是帕金森病也不是毫无征兆的。长期以来，帕金森病作为一种典型的运动障碍性疾病，重点关注其运动症状，而忽视了非运动症状。研究发现，帕金森病除了会影响患者的运动功能，有些患者在患病之初就可能会出现抑郁、焦虑、便秘、失眠、嗅觉异常等不易察觉的非运动症状。帕金森病患者出现典型运动障碍表现之前或在疾病的中后期，可出现大脑其他功能异常的症状。这些症状对患者造成的痛苦有时胜过运动障碍症状，医学上把这些症状称为帕金森病非运动症状。非运动性症状经常会导致患者生活无法正常自理，症状可以出现在整个疾病期，甚至出现在疾病早期（可先于运动症状）。因此，要重视发现和早期诊治非运动性症状，常见的非运动性症状常如下：

（1）神经精神症状：患者性格会发生改变，比如多愁善感、计较小事、办事啰唆等。常见患者表现为抑郁、焦虑、幻觉、错觉等精神方面的症状。有认知功能障碍，约15%~30%的患者在晚期发生痴呆。

（2）睡眠障碍：日间睡眠过度、夜间入睡困难、睡眠质量差、不宁腿综合征等。

（3）自主神经功能紊乱：膀胱功能障碍（尿急、夜尿、尿频）、多汗、体位性低血压、性功能障碍等。

（4）胃肠道症状：流涎、味觉减退、吞咽困难、便秘等。

（5）感觉症状：嗅觉障碍、难以描述的疼痛（头痛、背痛或上下肢酸胀痛）等。

（6）其他症状：易疲劳、视物模糊、溢脂性皮炎（脂颜）、体重下降等。

第二，识别帕金森病的典型运动障碍表现。

帕金森病的一些标志性运动障碍表现已逐步被人们所熟知，比如，静止性震颤（肢体静止时不由自主地颤动）、写字过小征（写字逐渐变得困难，笔迹弯曲，越写越小）、面具脸（很少眨眼睛，双眼转动也减少，表情呆板，好像戴了一副面具）、慌张步态（行走时起步困难，一旦开步则身体前倾，步伐小而越走越快，不能及时停步）……以上这些表现，就属于帕金森病的运动障碍表现。注意当帕金森病出现典型运动障碍表现时往往提示为该病的中晚期，帕金森病常常有以下4种典型的运动障碍表现，具体如下：

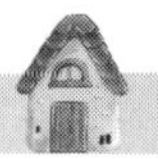

（1）静止性震颤：多为首发症状，多始于一侧上肢远端，静止位时出现或明显，随意运动时减轻或停止，紧张时加剧，入睡后消失。静止性震颤通常从一手开始，亦可发生于四肢、躯干、头部、下颌。手指、腕、肘、肩等关节都会发抖，多在静止时发生。典型表现是拇指与屈曲的示指间呈“搓丸样”动作。令患者一侧肢体运动如握拳或松拳，可使另一侧肢体震颤更明显，该试验有助于发现早期轻微震颤。少数患者可不出现震颤，部分患者可合并轻度姿势性震颤。

（2）肌肉强直：指被动运动关节时阻力增加。肌强直是由于肌肉张力增高，当医生检查四肢会感到有一种均匀的抵抗感。其特点为被动运动关节时阻力大小始终一致，而且阻力大小基本不受被动运动的速度和力量的影响，类似弯曲软铅管的感觉，故称“铅管样强直”；在有静止性震颤的患者中可感到在均匀的阻力中出现断续停顿，如同转动齿轮感，称为“齿轮样强直”。四肢、躯干、颈部肌强直可使患者出现特殊的屈曲体姿，表现为头部前倾，躯干俯屈，肘关节屈曲，腕关节伸直，前臂内收，下肢髋及膝关节均略为弯曲。

（3）运动迟缓：指随意动作减少，动作缓慢、笨拙。早期表现为手指精细动作如解纽扣、系鞋带等动作缓慢，逐渐发展成全面性随意运动减少、缓慢，晚期因合并肌张力增高致起床、翻身均有困难。体检可见面容呆板，双眼凝视，瞬目减少，呈现“面具脸”；

口、咽、腭肌运动障碍，语速变慢，语音低调；书写时字越写越小，呈现“写字过小征”；做快速重复性动作如拇、示指对指时可表现运动速度和幅度进行性降低。

(4) 姿势步态障碍：指平衡功能减退、姿势反射消失引起的姿势步态不稳、易跌跤。这一症状是病情进展的重要标志，对治疗反应不佳，是致残的重要原因。在疾病早期，表现为走路时患侧下肢拖曳，上肢摆臂幅度减小或消失。随着病情的进展，步伐逐渐变小变慢，启动、转弯或跨越障碍时步态障碍尤为明显，自坐位、卧位起立困难。有时行走中全身僵住，不能动弹，称为“冻结”现象。有时迈步后，以极小的步伐越走越快，不能及时止步，称为前冲步态或慌张步态。

2. 帕金森病如何治疗

帕金森病采取综合治疗的原则，包括药物治疗、手术治疗、康复治疗、心理治疗等，其中药物治疗是首选且主要的治疗手段。目前应用的治疗手段，无论药物或手术，只能改善症状，不能阻止病情的发展，更无法治愈。依靠目前的医疗技术水平还不可能根治帕金森病，对该病所采取的治疗措施还只是对症治疗，目的是控制症状、减轻病痛、延缓疾病发展、提高患者的生活质量。

(1) 药物治疗：药物治疗的原则为应从小剂量开

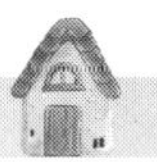

始，缓慢递增，以较小剂量达到较满意疗效。治疗应遵循一般原则，也应考虑个体化特点，不同患者的用药选择不仅要考虑病情特点，而且要考虑患者的年龄、就业状况、经济承受能力等因素。药物治疗的目标是延缓疾病进展、控制症状，并尽可能延长症状控制的年限，同时尽量减少药物的不良反应和并发症。药物治疗可分为保护性治疗和症状性治疗两个方面。

保护性治疗的目的是延缓疾病的发展，改善患者的症状。原则上，帕金森病一旦被诊断就应及早进行保护性治疗。目前临床上作为保护性治疗的药物主要是单胺氧化酶 B 抑制剂司来吉兰。曾报道司来吉兰与维生素 E 合并治疗可推迟使用左旋多巴，延缓疾病发展（约 9 个月），但事实上司来吉兰是否具有神经保护作用仍未定论。有几项临床试验提示多巴胺受体激动剂和辅酶 Q_{10} 也可能有神经保护作用。

症状性治疗需针对帕金森病早期、中期和晚期加以选择用药。

第一，早期帕金森病症状性药物治疗：

1）何时开始用药：疾病早期若病情未对患者造成心理或生理影响，应鼓励患者坚持工作，参与社会活动和医学体疗，可暂缓用药。若疾病影响患者的日常生活和工作能力，则应开始药物治疗。

2）选药原则：老年前期（ <65 岁）患者不伴智能减退，可有如下选择：①多巴胺受体激动剂；②司

来吉兰，或加用维生素 E；③复方左旋多巴合用儿茶酚-氧位-甲基转移酶抑制剂；④金刚烷胺和（或）抗胆碱能药：震颤明显而其他抗帕金森病药物效果不佳时，选用抗胆碱能药；⑤复方左旋多巴：一般在①、②、④方案治疗效果不佳时加用。但对于某些患者，如果出现认知功能减退或因特殊工作之需，需要显著改善运动症状，复方左旋多巴也可作为首选。老年期（≥65 岁）患者或伴智能减退，首选复方左旋多巴，必要时可加用多巴胺受体激动剂、单胺氧化酶 B 抑制剂或儿茶酚-氧位-甲基转移酶抑制剂。尽可能不使用苯海索，尤其是老年男性患者，除非有严重震颤，明显影响患者的日常生活或工作能力。

3）治疗药物：

抗胆碱能药：主要有苯海索（安坦），用法 1 ~ 2mg，每日 3 次。此外有丙环定、甲磺酸苯扎托品、东莨菪碱、环戊丙醇和比哌立登。主要适用于震颤明显且年轻患者，老年患者慎用，闭角型青光眼及前列腺肥大患者禁用。主要不良反应有口干、视物模糊、便秘、排尿困难、影响智能，严重者有幻觉、妄想。

金刚烷胺：对少动、强直、震颤均有改善作用，对异动症有一定的治疗作用。用法 50 ~100mg，每日 2 ~3 次，末次应在下午 4 时前服用。不良反应有不宁、神志模糊、下肢网状青斑、踝部水肿等，均较少见。肾功能不全、癫痫、严重胃溃疡、肝病患者慎用，

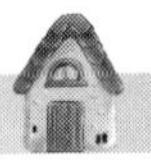

哺乳期妇女禁用。

复方左旋多巴（苄丝肼左旋多巴、左旋多巴/卡比多巴）：至今仍是治疗本病最基本、最有效的药物，对震颤、强直、运动迟缓等均有较好疗效。初始用量62.5～125mg，每日2～3次，根据病情而渐增剂量至疗效满意和不出现不良反应为止，餐前1小时或餐后1个半小时服药。复方左旋多巴有标准片、控释片、水溶片等不同剂型。①复方左旋多巴标准片：有多巴丝肼和卡左双多巴控释片；②复方左旋多巴控释剂：有多巴丝肼液体动力平衡系统和卡左双多巴控释片，特点是血药浓度比较稳定，且作用时间较长，有利于控制症状波动，减少每日的服药次数，但生物利用度较低，起效缓慢，故将标准片转换为控释片时，每日首剂需提前服用，剂量应做相应增加；③弥散型多巴丝肼，特点是易在水中溶解、便于口服、吸收和起效快，且作用时间与标准片相仿。适用于晨僵、餐后“关闭”状态、吞咽困难患者。不良反应有周围性和中枢性两类，前者为恶心、呕吐、低血压、心律失常（偶见）；后者有症状波动、异动症和精神症状等。活动性消化道溃疡者慎用，闭角型青光眼、精神病患者禁用。

多巴胺受体激动剂：目前大多推崇多巴胺受体激动剂为首选药物，尤其对于早期的年轻患者。因为这类长半衰期制剂能避免对纹状体突触后膜多巴胺受体产生“脉冲”样刺激，从而减少或推迟运动并发症的发生。多巴胺受体激动剂有两种类型，其一是麦角类，药物包括溴隐亭、培高利特（协良行）、α-氢麦角隐亭、卡麦角林；其二是非麦角类，药物有普拉克索、罗匹尼罗、吡贝地尔（泰舒达）、罗替戈汀和阿扑吗啡。麦角类多巴胺受体激动剂会导致心脏瓣膜病变和肺胸膜纤维化，现已不主张使用，其中培高利特已停用；非麦角类多巴胺受体激动剂没有该不良反应，可以安全使用。应从小剂量开始，渐增剂量至获得满意疗效而不出现不良反应为止。不良反应与复方左旋多巴相似，不同之处是症状波动和异动症发生率低，而体位性低血压和精神症状发生率较高。目前国内上市的非麦角类多巴胺受体激动剂有：①吡贝地尔缓释片：初始剂量每日 50mg，每周增加 50mg，有效剂量每日 150mg，分 3 次口服，最大不超过每日 250mg；②普拉克索：开始 0.125mg，每日 3 次，每周增加 0.125mg，每日 3 次，一般有效剂量 0.5～0.75mg，每日 3 次，最大不超过每日 5mg。

单胺氧化酶 B 抑制剂：司来吉兰为选择性单胺氧化酶 B 抑制剂，能阻止脑内多巴胺降解，增加多巴胺浓度。与复方左旋多巴合用可增强疗效，改善症状波动，单用有轻度的症状改善作用。目前国内有司来吉兰，用法为 2.5～5mg，每日 2 次，应早、中午服用，勿在傍晚应用，以免引起失眠。胃溃疡者慎用，禁与 5-羟色胺再摄取抑制剂合用。

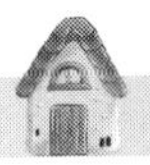

儿茶酚-氧位-甲基转移酶抑制剂：恩他卡朋和托卡朋通过抑制左旋多巴在外周的代谢，使血浆左旋多巴浓度保持稳定，并能增加其进脑量。托卡朋还能阻止脑内多巴胺降解，使脑内多巴胺浓度增加。与复方左旋多巴合用，可增强其疗效，改善症状波动。有效剂量每次100～200mg，服用次数与复方左旋多巴次数相同，单独使用无效。Stalevo是由恩他卡朋、左旋多巴、卡比多巴组合成的一种制剂，服用便利，疾病早期首选治疗可能预防或延迟运动并发症的发生。不良反应有腹泻、头痛、多汗、口干、转氨酶升高、腹痛、尿色变浅等。托卡朋偶致肝坏死，用药期间必须监测肝功能。

第二，中期帕金森病症状性治疗：患者在早期阶段如果首选了多巴胺受体激动剂、司来吉兰、金刚烷胺或抗胆碱能药治疗，发展至中期阶段时症状改善往往已不明显，此时应添加复方左旋多巴治疗；若在早期阶段首选低剂量复方左旋多巴治疗的患者，症状改善往往也不显著，此时应适当增加剂量或添加多巴胺受体激动剂、司来吉兰、金刚烷胺、儿茶酚-氧位-甲基转移酶抑制剂。

第三，晚期帕金森病症状性治疗：晚期帕金森病的临床表现极其复杂，其中有药物的不良反应，也有疾病本身进展因素参与。晚期患者的治疗，一方面继续力求改善运动症状，另一方面需处理一些伴发的运动并发症和非运动症状。

1）运动并发症的治疗：运动并发症（症状波动和异动症）是晚期患者在治疗中最棘手的情况，治疗包括药物剂量、用法等治疗方案调整和手术治疗（主要是脑深部电刺激术）。

2）症状波动的治疗：症状波动有两种形式：①疗效减退或剂末恶化：指每次用药的有效作用时间缩短，症状随血液药物浓度发生规律性波动，可增加每日服药次数或增加每次服药剂量，或改用缓释剂，也可加用其他辅助药物；②“开-关”现象：指症状在突然缓解（“开期”）与加重（“关期”）之间波动，没有过渡状态，如行走时突然迈不开步子，就如电器切断了电源开关一般，此后也可能瞬间恢复行走能力。“开期”常伴异动症。“开-关现象”多见于病情严重者，通常发生在服用左旋多巴类药物三五年后，是服用此类药物常见的伴随现象，其发生的原因尚不明确，且与服药时间、血浆药物浓度无关，处理起来比较困难，可试用多巴胺受体激动剂。

3）异动症的治疗：异动症指服用多巴类药物后出现不可控制的手舞足蹈症状，常表现为不自主的舞蹈样、肌张力障碍样动作，可累及头面部、四肢及躯干。主要有三种形式：①剂峰异动症：常出现在血药浓度高峰期（用药1～2小时），与用药过量或与患者体内多巴胺受体过于敏感有关，减少复方左旋多巴单次剂

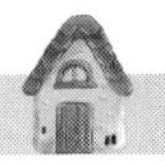

量可减轻多动现象，晚期患者需同时加用多巴胺受体激动剂，部分患者症状可以减轻；②双相异动症：在剂初和剂末均可出现不自主动作，机制未详，治疗较困难。可尝试增加复方左旋多巴每次用药剂量及服药次数，或加用多巴胺受体激动剂，这样可能对症状有一定改善；③肌张力障碍：表现为足或小腿痛性肌痉挛，多发生于清晨服药之前，可在睡前服用复方左旋多巴控释剂或长效多巴胺受体激动剂，或在起床前服用弥散型多巴丝肼或复方左旋多巴标准片；发生于剂末或剂峰的肌张力障碍可对复方左旋多巴用量作相应的增减。

4）非运动症状的治疗：帕金森病的非运动症状包括精神障碍、自主神经功能紊乱、睡眠障碍等。对它们的治疗必须遵循一定的原则。

精神障碍的治疗：精神症状表现形式多种多样，如生动的梦境、抑郁、焦虑、错觉、幻觉、欣快、轻度躁狂、精神错乱和意识模糊等。治疗原则是：首先考虑依次逐渐减少或停用如下抗帕金森病药物：抗胆碱能药、金刚烷胺、司来吉兰、多巴胺受体激动剂。若采取以上措施患者症状仍存在，则将复方左旋多巴逐步减量。对经药物调整无效的严重幻觉、精神错乱、意识模糊可加用抗精神病药如氯氮平、奥氮平、奎硫平等。对于认知障碍和痴呆，可应用胆碱酯酶抑制剂，如石衫碱甲、多奈哌齐、利斯的明，但是临床应注意其副作用，并合理使用。

自主神经功能障碍的治疗：最常见的自主神经功能障碍包括便秘、泌尿障碍和体位性低血压等。对于便秘，增加饮水量和高纤维含量的食物对大部分患者行之有效，停用抗胆碱能药，必要时应用助便药。有泌尿障碍的患者需减少晚餐后的摄水量，也可试用奥昔布宁、莨菪碱等外周抗胆碱能药。体位性低血压患者应增加盐和水的摄入量，睡眠时抬高头位，可穿弹力裤，不要快速从卧位起来，α肾上腺素能激动剂米多君治疗有效。

睡眠障碍的治疗：主要有失眠、不宁腿综合征。失眠若与夜间的帕金森病运动症状相关，睡前需加用复方左旋多巴控释片。若伴有不宁腿综合征者，睡前加用多巴胺受体激动剂，或复方左旋多巴控释片。

(2) 手术及干细胞治疗：早期药物治疗显效，而长期治疗疗效明显减退，同时出现异动症者可考虑手术治疗。需强调的是手术仅是改善症状，而不能根治疾病，术后仍需应用药物治疗，但可减少剂量。手术须严格掌握适应证，非原发性帕金森病的帕金森综合征患者是手术的禁忌证。对处于早期帕金森病、药物治疗显效的患者，不宜手术治疗。手术对肢体震颤和(或)肌强直有较好疗效，但对躯体性中轴症状如姿势步态异常、平衡障碍无明显疗效。手术方法主要有神经核毁损术和脑深部电刺激术，脑深部电刺激术因其

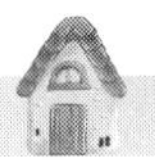

微创、安全和可控性高而作为主要选择。手术靶点包括苍白球内侧部、丘脑腹中间核和丘脑底核。有临床试验显示将异体胚胎中脑黑质细胞移植到患者的纹状体，可纠正多巴胺递质缺乏，改善帕金森病的运动症状，但此项技术存在供体来源有限及伦理问题，正在兴起的干细胞移植结合基因治疗有望克服这一障碍，是正在探索中的一种较有前景的新疗法。

3. 帕金森病在衣食住行中需要注意的细节有哪些

药物治疗是帕金森病最主要的治疗方法，患者常常终身服药。除了药物治疗，日常生活中的全方位防治，对提高患者的生活质量尤为重要。帕金森病患者在日常的衣食住行中需要注意的细节如下：

衣——少穿紧身衣、夹趾拖鞋。帕金森病患者往往容易出汗，因此平时尽量不要穿尼龙等材质的紧身衣裤，最好穿棉质的宽大的衣服。也不要穿容易滑倒的高跟鞋、夹趾拖鞋，最好选择平底皮鞋或布鞋。

食——帕金森病患者一般没有饮食禁忌，但要注意维持营养均衡，如果患者已有咀嚼能力和消化功能不良，应该根据情况给予软食（质软，易咀嚼的饮食）、半流质饮食（介于软食与流质两者之间）和流质饮食（液体食物，无需咀嚼，易吞咽），保证热量、蛋白质、维生素和矿物质的摄入。饭粥茶汤有讲究。推荐用黄豆、糙米、番薯等煮饭。经常用山药、薏米熬粥。常喝金银花、白菊花、普洱等茶。胡萝卜、玉米、佛手瓜煲汤等也有益帕金森病患者。为了防止便秘，平时要多吃水果、蔬菜、豆类和谷物，每天保证饮水6～8杯，少吃不易消化咀嚼的食物。此外，对于大多数帕金森病患者而言，可能长期服用左旋多巴类药物，但这类药容易与食物中的蛋白质相结合，影响药物吸收，所以服药的时间必须与进食肉类、奶制品的时间隔开。谷类、蔬菜和瓜果等食物一般不影响左旋多巴的药效，而且可以从中获得充足的维生素和多种矿物质、膳食纤维，可以适当多吃。

住——老年患者要防摔倒。帕金森病患者由于出现运动障碍，特别容易摔倒。因此，家中浴室应当铺上防滑垫，并配备一定的扶手。夜里起床一定要开灯。过低、过软的座椅会使老年患者的坐立不方便，可在沙发或座椅上设置较硬的坐垫来增加高度。

行——运动不可少。患了帕金森病并不意味着与运动说再见，积极恰当的运动既可预防便秘，又能改善心情、有助睡眠。太极拳能在一定程度上改善平衡功能。出现运动障碍的患者最好在医生指导下进行有针对性的康复训练。帕金森病患者应积极进行理疗、体疗、针灸、按摩等非药物治疗及中西医药物或手术等综合治疗，以延缓病情发展。